फल सब्जियां मेवे मसाले
स्वास्थ्य के रखवाले

घर का वैद्य

आप घर में जो फल, सब्जियां, मेवे व मसाले खाते हैं, उनके गुण और उपयोग भी यदि आपको पता हों तो वही आपके लिए डॉक्टर का काम कर सकते हैं। जो कुछ भी आप खाते हैं उसे इस तरह से खायें कि वह आपके लिये उपयोगी बन जाए। दादी मां के नुस्खे या घरेलू इलाज सभी इन्हीं चीजों से होते हैं और यही घर का वैद्य है। आम, संतरा, नींबू, पपीता, तरबूज यह ऐसे उपयोगी फल सब्जियां हैं जिनका सही उपयोग स्वास्थ्यवर्धक हो सकता है।

प्रस्तुत पुस्तक में घरों में इस्तेमाल होने वाले फल सब्जियां, मसालों इत्यादि के बारे में उपयोगी जानकारी दी गई है जिसका इस्तेमाल करके पाठक अपने खाने को अधिक स्वादिष्ट तथा रुचिकर बनाने के साथ-साथ अपने स्वास्थ्य की भी रक्षा कर सकते हैं।

लेखक परिचय

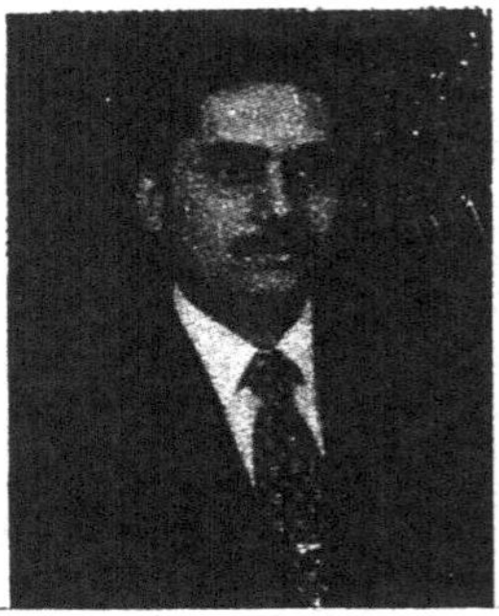

डॉ० राजीव शर्मा देश के प्रतिष्ठित होमियोपैथी, योग, प्राकृतिक व वैकल्पिक चिकित्सा परामर्शदाता हैं।

लगभग सौ पुस्तकें लिख चुके, ''साहित्य श्री'' की उपाधि से विभूषित डॉ० राजीव शर्मा विगत दस वर्षों से स्तम्भ लेखक के रूप में सक्रिय हैं। लगभग सभी राष्ट्रीय समाचार पत्र-पत्रिकाओं में आपके 1000 से अधिक लेख प्रकाशित हो चुके हैं। चिकित्सकीय लेखन के क्षेत्र में डॉ० राजीव शर्मा ने जनपद बुलन्दशहर का नाम रोशन किया है। आपको 'साहित्य श्री' व अन्य कई उपाधियों से विभूषित किया जा चुका है।

होमियोपैथी, योग, एक्यूप्रैशर, चुम्बक व प्राकृतिक चिकित्सा परामर्शदाता डॉ० राजीव शर्मा भारतीय जीवन बीमा निगम के मेडिकल ऑफिसर हैं, 'रॉलसन रेमडीज' दिल्ली के सलाहकार हैं और विश्व के 20 से भी अधिक देशों में प्रसारित ''एशियन होमियोपैथिक जर्नल'' के सम्पादक मंडल के सदस्य हैं।

राष्ट्रीय स्तर पर ''नशा मुक्ति व एड्स जागृति कार्यक्रम'' से जुड़े डॉ० राजीव शर्मा की आकाशवाणी से भी अनेकों वार्ताएं प्रसारित हो चुकी हैं।

शीघ्र ही डॉ० राजीव शर्मा का एक काव्य संग्रह व दो उपन्यास भी प्रकाशित होने वाले हैं।

फल-सब्ज़ी, मेवे-मसाले स्वास्थ्य के रखवाले

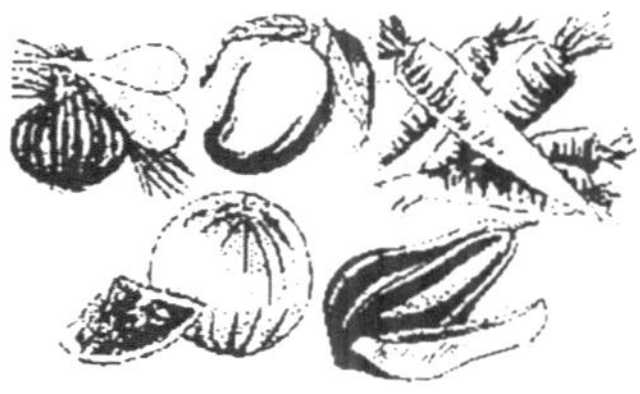

डॉ० राजीव शर्मा

डायमंड बुक्स

प्रकाशक : डायमंड पॉकेट बुक्स (प्रा.) लि.
X-30 ओखला इंडस्ट्रियल एरिया, फेज-II
नई दिल्ली-110020
फोन : 011-40712200
ई-मेल : wecare@diamondbooks.in
वेबसाइट : www.diamondbooks.in
संस्करण : 2026
मुद्रक : रेप्रो (इंडिया)

Fal, Sabazi Meve Masaale Swaasthya Ke Rakhwaale
By : Dr. Rajeev Sharma

विषय सूची

आम

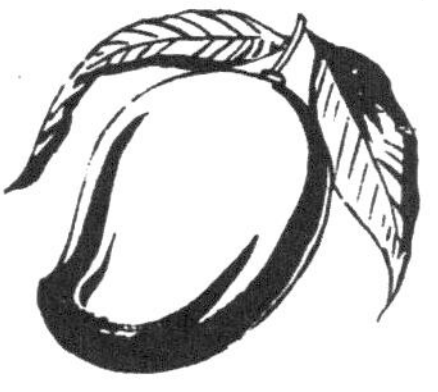

आम सर्वजन सुलभ और सुपाच्य भी है। यह इतना स्वादिष्ट, सुगन्धित और पौष्टिकतत्व युक्त होता है कि इसे 'फलों का राजा' कहा जाता है।

परिचय

आम मोटे तौर पर दो प्रकार का होता है—

1. जो आम बीज बो कर पैदा किया जाता है उसे देशी आम कहते हैं। यह रस वाला होता है और या तो चूस कर खाया जाता है या रस निकाल कर 'आमरस' के रूप में खाया जाता है।
2. जो आम कलम लगाकर पैदा किया जाता है उसे 'कलमी आम' कहते हैं।

इन दो भेदों के अलावा आकार, रंग, स्वाद और गुण इत्यादि के भेद से आम की और भी अनेक जातियाँ होती हैं जैसे—हाफुज, सफेदा, लंगड़ा, पैरी, नीलम, तोतापरी, राजभोग, मोहनभोग, फज़ली, दशहरी आदि। देशी आम रेशे वाला होने से रसदार होता है जबकि कलमी आम रेशे वाला नहीं होता अत: काट कर खाया जाता है। पचने की दृष्टि से रसवाला आम अच्छा होता है और चूस कर खाये जाने पर जल्दी पचता है।

गुण

पका हुआ आम मीठा, वीर्यवर्द्धक, स्निग्ध, बलवर्द्धक तथा सुखदायक, भारी, वातनाशक, हृदय को बल देने वाला, वर्ण (रंग) को अच्छा करने वाला, शीतल और पित्त को न बढ़ानेवाला, कसैले रस वाला तथा अग्नि, कफ तथा वीर्य बढ़ाने वाला है।

आम के गुण, स्थिति के अनुसार अलग-अलग होते हैं। पेड़ पर पका आम भारी, वात का शमन करने वाला, मीठा तथा अम्ल व तनिक पित्त शामक होता है। पाल में पकाया हुआ आम पित्तनाशक, अम्ल रस रहित और विशेष रूप से मीठा होता है लेकिन पाल से उतरा हुआ हो तो खराब स्वाद और दुर्गन्ध वाला होता है अत: ऐसा आम सेवन नहीं करना चाहिए।

कच्चे आम को कैरी या आमिया कहते हैं। कच्चा आम स्वाद में कसैला, वात व पित्त करने वाला खट्टा, रूखा, तीनों दोषों को कुपित करने वाला तथा रक्तविकार उत्पन्न करने वाला होता है। कच्चे आम का छिलका उतार कर गूदे के टुकड़े तराश कर धूप में सुखा लेते हैं जिसे आमचूर कहते हैं। यह दाल, शाक में डाला जाता है। यह खट्टा,

कसैला, दस्तावर, धातुओं को दूषित करने वाला तथा वात व कफ को जीतने वाला होता है। आमचूर का अति सेवन नहीं करना चाहिए।

आम एक ऐसा अद्‌भुत वृक्ष है जिसके सिर्फ फल ही नहीं बल्कि इसके सभी अंग-प्रत्यंग औषधि-रूप में प्रयोग किये जा सकते हैं। अन्य अंगों के गुण इस प्रकार हैं—

आम का मौर—शीतल, रुचिकारी, ग्राही, वातकारक और अतिसार, कफ, पित्त, प्रमेह और रक्तप्रदर को नष्ट करने वाला होता है।

आम की जड़—कसैली, मलरोधक, शीतल, रुचिकर तथा कफ वात का शमन करती है।

आम के पत्ते—कोमल पत्ते कसैले, मलरोधक और त्रिदोष का शमन करते हैं।

आम की गुठली—मीठी, तूरी और कुछ कसैली होती है। वमन, अतिसार और हृदय प्रदेश की पीड़ा दूर करती है।

आम की छाल—संकोचक, रक्तस्राव बन्द करने वाली, बवासीर, वमन और अतिसार नष्ट करती है।

उपयोग

आम को खाने के अलावा चिकित्सा में भी इसका उपयोग किया जा सकता है।

आम का रस एवं दूध

आम का सर्वश्रेष्ठ और अत्यन्त गुणकारी उपयोग इसका रस और दूध एक साथ सेवन करना है। पके आम के रस में विटामिन 'ए' और विटामिन 'सी' भारी मात्रा में मौजूद रहते हैं। नेत्र ज्योति तथा शरीर की रोग प्रतिरोधक शक्ति को बढ़ाने के लिए 'विटामिन-ए' और चर्म रोग तथा रक्तविकार नष्ट करने के अलावा, बाल, दांत व रक्त के लिए 'विटामिन-सी' अच्छा काम करते हैं। आम के रस में पर्याप्त मात्रा में दूध मिला दिया जाए तो इसके गुणों में भारी वृद्धि हो जाती है और यह श्रेष्ठ बल वीर्य एवं रक्तवर्द्धक टॉनिक का काम करता है। कमजोर, दुबले-पतले शरीर वाले लड़के-लड़कियां एवं स्त्री-पुरुषों केलिए, रक्ताल्पता, क्षय, रक्तविकार, धातु-दौर्बल्य और वीर्यक्षय के रोगियों के लिए आम के रस व दूध का सेवन अत्यन्त गुणकारी होता है। इस मिश्रण में मृदु विरेचक गुण होता है अत: कब्ज के रोगियों के लिए यह बहुत उपयोगी होता है। अम्लपित्त (हायपरएसिडिटी), आंतों की कमजोरी, संग्रहणी, अरुचि, यकृत-वृद्धि, यौनशक्ति की कमी आदि व्याधियों को दूर करने के लिए आम का रस और दूध का सेवन करना उत्तम है।

यदि भोजन करना बन्द करके कम से कम 40 दिन तक केवल आम का रस और दूध का ही सेवन किया जाए तो बहुत लाभ होता है। इसके दो तरीके हैं। एक तो पेट भर कर आम चूस कर ऊपर से उबाल कर ठण्डा किया हुआ मीठा दूध पीना चाहिए या आम का रस निकाल कर उसमें आधी मात्रा में दूध मिला कर थोड़ा सा सौंठ चूर्ण और 1-2 चम्मच शुद्ध घी मिला कर एक बार सुबह और एक बार शाम को पीना चाहिए। पहले दूध

पीकर बाद में आम का रस पीया जा सकता है। यदि एक से दो माह तक यह प्रयोग कर लिया जाए तो शरीर में नया जीवन, नया जोश, भारी बल और रक्त की वृद्धि होती है तथा चेहरा ओजपूर्ण और सुर्ख हो जाता है। गर्भवती स्त्रियों के लिए आम का रस और दूध का सेवन करना चाहिए। यौनशक्ति में कमी का अनुभव करने वालों के लिए यह प्रयोग बेजोड़ है।

आम के वृक्ष की छाल लगभग 30-40ग्राम वजन में लेकर मोटा-मोटा कूट लें और पाव भर पानी में डालकर शाम को रख दें। ऊपर से ढक दें। सुबह इसे खूब मसल कर छान लें और पी जाएं। सुजाक के रोगी को आम मिलता रहे तब तक यह नुस्खा प्रयोग करें।

आम की गुठली की गिरी पीसकर, सूंघने से नकसीर में लाभ मिलता है।

आम के पत्तों को पानी में डाल कर उबालें। जब पानी एक चौथाई शेष बचे तब उतार कर ठण्डा कर लें और 1-2 चम्मच शहद डाल कर गरारे करने व पी जाने से गला ठीक हो जाता है।

स्त्रियों के रक्तप्रदर और खूनी बवासीर के रोगियों के रक्तस्राव को रोकने के लिए, उन्हें आम की गुठली की गिरी का महीन चूर्ण 2-3 ग्राम की मात्रा में, जल के साथ सुबह शाम सेवन करना चाहिए। इसके कोमल पत्तों को पानी के साथ घोंट पीस कर छान कर, थोड़ी शक्कर मिलाकर पीने से भी लाभ होता है।

कच्ची कैरी को गर्म राख में दबा कर भून कर, इसका रस निकाल कर मिश्री मिलाकर पीने से लू का असर मिटता है।

आमचूर को पानी में पीसकर त्वचा पर लेप करने से मकड़ी के विष का असर खत्म होता है। आम की गुठली की गिरी पानी में पीस कर जले हुए अंग पर लेप करने से तुरन्त ठण्डक मिलती है। इनमें से किसी भी नुस्खे का सेवन, सम्बन्धित रोग के ठीक न होने तक करना चाहिए।

आम का अधिक सेवन हानिकारक होता है। इससे अपच, रक्त विकार, विषम ज्वर, कब्ज आदि रोग उत्पन्न होते हैं। आम को उचित एवं अनुकूल मात्रा में तथा दूध के साथ सेवन करना चाहिए। खट्टा आम नहीं खाना चाहिए। आम खाने पर यदि अपच की स्थिति बने तो आधा चम्मच सोंठ चूर्ण, ठण्डे पानी के साथ खा लें या एक गिलास दूध में डाल कर थोड़ी देर उबालें और पी लें। इसके सेवन से आम खाने से हुआ अपच ठीक हो जाएगा।

भाषा भेद से नाम भेद—

संस्कृत—आम्र। **हिन्दी**—आम। **मराठी**—आंवा। **गुजराती**—आम्बो। **बंगला**—आम। **तेलुगु**—माविडी। **कन्नड़**—माविनफल। **मलयालम**—मावु। **फारसी**—आम्बा। **अंग्रेजी**—Mango Tree। **लैटिन**— Megnifera Indica।

कुछ अन्य प्रयोग

- आम पौष्टिक तत्वों का धनी है। विटामिन 'ए' और 'सी' आम में पाया जाता है। आम की एक जाति कजरी होती है। उसमें सेब से 3 गुणा और संतरे से 30 गुण विटामिन 'ए' और 'जी' पाया जाता है। यह जीवन तत्व मात्र आम के गूदे में ही नहीं, बल्कि आम के छिलके में या आम के अणु-अणु में पाया जाता है। स्वास्थ्य एवं सौंदर्य की दृष्टि से आम का प्रयोग अत्यधिक आवश्यक है।
- भूभल में भुनी हुई या पानी में औटाई हुई कच्ची कैरी को पानी में मसल कर उसके रस को छान लें। उसमें शक्कर, भुना हुआ जीरा, काली मिर्च, पिसा हुआ पोदीना एवं नमक इन सबको मिला कर स्वास्थ्यवर्द्धक एवं स्वादिष्ट शर्बत बनाया जाता है। इसका प्रयोग करने से लू एवं घाम (धूप) का प्रभाव मिट जाता है। भुनी हुई कच्ची कैरी के रस का शरीर पर मर्दन करने से उष्णता का असर नहीं होता है।
- आम की कच्ची कैरी को चीर कर छोटी-छोटी फाड़ों में सुखाया जाता है। सूखने के बाद उसे अमचूर कहते हैं। इसे पानी में पीसकर लगाने से जहरीले जानवरों का जहर उतर जाता है।
- आम का शर्बत कच्ची कैरी से बनता है। यह शर्बत दिल और जिगर के लिए बल व वीर्यवर्द्धक है। यह हैजे के रोगी के लिए अति उपयोगी है। हैजे के रोगी को दो-दो घंटे बाद 25 ग्राम शर्बत में 125 ग्राम पानी मिला कर थोड़ा-थोड़ा पिलाएं, इससे रोग की प्रारंभिक स्थिति में शीघ्र लाभ होता है।
- आम का मुरब्बा कच्ची कैरी से बनता है। यह पौष्टिक, धातु विकृति नाशक एवं क्षुधावर्द्धक होता है। इसे खाकर पानी नहीं पीना चाहिए। दूध पीया जा सकता है लेकिन दूध पीकर इसे नहीं खाना चाहिए। यह एक महारसायन है। यह आधि-व्याधि नाशक, बल, वीर्यवर्द्धक, नवयौवन एवं नई स्फूर्ति प्रदायक है। यह दिमाग और दिल को एक दिव्य शक्ति प्रदान करता है। कंठ में तेज और वाणी में ओज भरता है।
- कच्ची कैरी की तीन प्रकार से चटनी बनाई जाती है। यह खाने में स्वादिष्ट, क्षुधा, अग्नि एवं बुद्धिवर्द्धक होती है, लेकिन अम्लपित्त के रोगी के लिए यह सर्वदा वर्जनीय है।
- आम का प्रयोग स्वास्थ्य के लिए रामबाण औषधि है। यह कोष्ठबद्धता को दूर कर शौच साफ लाता है। उसमें मैदा साफ होता है। अनिद्रा रोग हवा में उड़ जाता है।
- आम को यदि शहद के साथ सेवन किया जाता है तो क्षय एवं प्लीहा से पिंड छूट जाता है।
- आम को घृत के साथ खाने से शक्ति में वृद्धि होती है।
- आम का मीठा अचार रक्त पित्त को दूर करने में सहायक होता है।

- आम्रपाक शक्कर एवं सुगंधित द्रव्यों के योग से आम रस के साथ बनाया जाता है। इसमें अतिश्रम की अपेक्षा रहती है। यह वीर्य, बल, बुद्धि एवं आयुवर्द्धक होता है। क्षय, संग्रहणी, सांस आदि व्याधियों में अति उपयोगी होता है।
- आम्रासव पक्के आम के रस से निर्मित होता है। नवजीवन प्राप्ति के लिए अत्युत्तम है। मात्रा 50 ग्राम से 100 ग्राम, भोजन के पहले दोनों समय इसका सेवन करना चाहिए।
- आम परिवार का प्रत्येक सदस्य औषधीय गुणों से भरा है, निर्दोष हैं। आम की जड़ मलावरोधक, वात-कफ नाशक होती है। यदि जड़ के टुकड़े हाथ या चोटी पर बांधे जाएं तो पित्त ज्वर मिट जाता है। आम के वृक्ष की टहनी दांतुन के काम आती है। इससे मुख की दुर्गन्ध दूर होती है। आम वृक्ष का तना रक्तस्राव को बन्द करता है। आम वृक्ष का बौर मलावरोधक, अग्नि दीपक, पित्त, कफ नाशक माना जाता है। इसका क्वाथ एवं चूर्ण अतिसार में उपयोगी हैं। मच्छरों के प्रतिकारार्थ इसकी धूनी दी जाती है। आम की कोंपल पानी में पीस-छान कर उसमें थोड़ी सी शक्कर मिलाकर पीने से बवासीर का खून बन्द हो जाता है। 25 ग्राम कोमल कोंपल का रस निकाल कर उसमें 25 ग्राम मिश्री मिलाकर प्रयोग करने से रक्तप्रदर में अतिशीघ्र लाभ होता है। आम का पत्ता मलावरोधक, त्रिदोषनाशक, वमनप्रद एवं रक्तातिसार में लाभप्रद है। पत्तों के रस को गरम कर कानों में डालने से कर्णशूल में फायदा होता है। आम के पत्तों को तोड़ने से जो एक प्रकार का द्रव पदार्थ चीक-सा निकलता है, उसे नेत्र पीडिका पर लगाने से एवं पत्तों के बीच की लकड़ी की भस्म को लगाने से लाभ होता है।
- आम की गोंद स्तंभक एवं रक्त प्रसादक है। इस गोंद को गरम कर फोड़ों पर लगाने से पीव पक कर बह जाती है और व्रण आसानी से भर जाता हे। आम की गोंद को नींबू के रस में मिलाकर चर्म रोग पर लेप किया जाता है।
- आम की छाल के दो प्रकार— ऊपर की, अंदर की होती है। ऊपरी छाल तिक्त रस युक्त, कसैली, सुगंधित, रुचिकर, दाहनाशक, मलावरोधक और शीतल होती हैं। अन्दर की छाल कसैली, दाहनाशक, मलावरोधक होती है। यह अपने कषाय रस युक्त उक्त गुणों के द्वारा शरीर के अन्दर के स्रोतों को संकुचित कर स्रावों को रोक देती है। प्रसवकालीन रक्तस्राव में इसका उपयोग अशोक छाल के समान होता है। इसी छाल के साथ जामुन, बेर, बबूल और आँवला वृक्षों की भी छालों को मिलाकर क्वाथ तैयार कर उसमें थोड़ी-सी मिश्री मिला कर सेवन करने से अतिशीघ्र ही रक्तस्राव बन्द हो जाता है। ऊपरी छाल को दही के साथ पीस कर नाभि एवं उसके आस-पास गाढ़ा लेप करने से अतिसार में विशेष लाभ होता है।

- आम के फूल शीतल, रक्त-शोधक, कफ, पित्त, प्रमेह और अतिसार नाशक हैं। फूलों का क्वाथ एवं चूर्ण, इनके साथ चतुर्थ भाग मिश्री मिलाकर प्रातः सायं शीतल जल के साथ सेवन करने से अतिसार, प्रमेह, रक्तदोष, दाह एवं पित्त के कष्ट दूर हो जाते हैं। फूलों के रस में शक्कर मिला कर सेवन करने से भी सारे रोग दूर भाग जाते हैं।
- आम्र फल को दो प्रकार से काम में लिया जाता है— कच्चे और पक्के। कच्ची कैरी गुठली रहित एवं गुठली सहित दोनों को नहीं खाना चाहिए क्योंकि ये अधिक खट्टी, वातपित्तवर्द्धक, रक्तविकृतिकारक होती है। यदि इनको खाना हो तो शक्कर, धनिया, जीरा एवं सैंधा नमक के साथ खाएं अन्यथा स्वरभंग दंतहर्ष आदि व्याधियों का शिकार बनना पड़ता है।
- आम की गुठली को पत्थर पर घिस कर लेप करने से विष दूर हो जाता है। आम की गुठली की गिरी, बेलगिरी और मिश्री तीनों का समभाग चूर्ण बना कर उसे पाँच ग्राम की मात्रा में जल के साथ ग्रहण करें। इससे अतिसार में लाभ होता है। भुनी हुई गुठली की गिरी का चूर्ण बना कर उचित मात्रा में शहद के साथ बच्चों को चटाएं। इससे अतिसार हवा के साथ उड़ जाता है। आम की गुठली की गिरी को बारीक पीस कर सूंघने से नकसीर बन्द हो जाती है।
- आम की गुठली की गिरी को पानी में भिगो कर एवं पीस कर आग से जले स्थान पर लेप करने से जलन शान्त हो जाती है। आम की गुठली की गिरी का दो ग्राम चूर्ण प्रतिदिन सेवन करने से बवासीर, रक्तप्रदर और रक्तातिसार का खून बंद हो जाता है।
- आम की गुठली घिस कर पागल कुत्ते, बिच्छू एवं सामान्य सांप के द्वारा काटे हुए स्थान पर लगाने से विष उतर जाता है।

केसर

परिचय

केसर भारत के कश्मीर प्रदेश तथा विदेशों में फारस, स्पेन, फ्रांस, इटली, ग्रीस, और तुर्की आदि देशों में विशेष रूप से उत्पन्न होती है।

गुण

यह चरपरी, चिकनी, कड़वी, वर्ण को उत्तम करने वाली और शिरोरोग, व्रण, कृमि, वमन, तथा त्रिदोषों को दूर करने वाली है।

उपयोग

शीतकाल में रात को सोते समय दूध में केसर को घोलकर पीना सबसे सरल व अच्छा तरीका है। इसके सेवन से स्नायविक दौर्बल्य और निम्न रक्तचाप से आराम होता है। शक्ति व स्फूर्ति आती है। यौनशक्ति कायम रहती है और शिथिलता दूर होती है।

इसके चार-पाँच तन्तु, एक-एक करके दूध की 2-3 बूंद डालकर खरल में खूब घोट पीस लेना चाहिए और दूध में मिला लेना चाहिए, फिर दूध पीना चाहिए। केसर के व्यापारी इसका वजन बढ़ाने के लिए इसे पानी या तेल में गीला करके भारी कर देते हैं। इसे दूर करने के लिए केसर को एक थाली में बीच में इकट्ठी करके रख दें। एक कटोरी को आग पर गरम करके इसके ऊपर औंधी करके इस तरह से रखें कि केसर कटोरी के बीच में रहे और सारा कटोरी से ढक जाए। कटोरी की गरमी से केसर सूख कर हल्की हो जाएगी। 4-5 मिनट बाद कटोरी हटा लें और केसर को शीशी में बन्द करके रख लें। पाव चम्मच शुद्ध घी में 4-5 तन्तु घोंटकर सूंघने से आधासीसी का दर्द मिटता है। इसे उबटन के साथ पीस कर चेहरे पर लेप करने से चेहरे का रंग साफ होता है। इसे दूध में घोलकर पीने से सर्दी, जुकाम और खांसी में आराम मिलता है। इसे शीतकाल में प्रतिदिन सेवन करना चाहिए क्योंकि इसकी प्रकृति गर्म होती है।

इमली

इमली के पेड़ ऊँचे और मोटे होते हैं। इसकी फली 6-8 इंच लम्बी और चौड़ी होती है। पकने पर फली के अंदर काले रंग का कठोर बीज निकलता है।

यह खट्टी, भारी, वातनाशक व रुधिर विकार दूर करने वाली होती है।

उपयोग

- अर्श (बवासीर) में पीड़ा होने पर इमली के फूल के रस को लगाने से शांति मिलती है।
- इमली के पानी के कुल्ले करने से गले की सूजन दूर होती है।
- आँखें दु:ख रही हों तो इमली के पत्तों को शीतल जल में भिगोकर बांधने से दुखती हुई आँखें ठीक हो जाती हैं।

❑❑

अमरूद

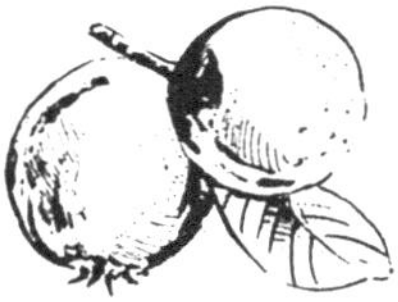

यह फल सर्वविदित और सर्वत्र उपलब्ध है, पर इसका मूल उत्पत्ति स्थान पेरू (अमेरिका) है। यह पेट के अनेक विकार दूर करता है। इसलिए अमरूद को 'अमृतफल' भी कहा जाता है। अमरूद का स्पष्ट उल्लेख प्राचीन ग्रन्थों में पढ़ने को नहीं मिला क्योंकि भारत में इस फल का प्रवेश आधुनिक काल में यूरोपवासियों के आगमन के साथ हुआ था।

परिचय

अमरूद पाँच प्रकार का होता है— 1. इलाहाबादी सफ़ेदा, 2. सेब अमरूद, 3. बेदाना, 4. करेला और 5. चित्ती वाला।

म०प्र० में होशंगाबाद और उ०प्र० में मिर्जापुर के आसपास काफी अच्छा, मीठा और स्वादिष्ट अमरूद होता है। इलाहाबादी अमरूद में बीज कम और गूदा अधिक होता है जबकि बेदाना में नाम मात्र को बीज होता है। कुछ अमरूद अन्दर से गुलाबी रंग के और कुछ सफेद रंग के होते हैं। सफेद रंग का बड़ा फल इलाहाबाद का होने से इलाहाबादी सफ़ेदा कहलाता है। इसमें विटामिन 'सी' सर्वाधिक मात्रा में होता है और न्यून मात्रा में (विटामिन 'ए' को छोड़कर) सभी विटामिन, फास्फोरस, कार्बोहाइड्रेट, कैल्शियम, लोहा, खनिज व प्रोटीन आदि तत्व पाये जाते हैं।

गुण

यह मधुर ग्राही, कच्चेपन में कसैला, पकने पर मीठा व स्वादिष्ट, शीतल, तीक्ष्ण, भारी, कफ कारक, वातवर्द्धक, त्रिदोष तथा जलन नाशक और क्षुधावर्द्धक है। विविध तरीकों से इसके बीज, पत्ते, जड़ और फल का उपयोग कर विभिन्न रोगों की चिकित्सा की जा सकती है।

उपयोग

भोजन के बाद इसे खाने से कब्ज, अफारा, मन्दाग्नि आदि की शिकायत नहीं होती। इसे सामान्यत: सुबह निराहार नाश्ते में खाना अधिक गुणकारी होता है। बच्चों के लिए यह

बहुत उपयोगी और पौष्टिक होता है, अतः बच्चों को अमरूद अवश्य खिलाना चाहिए। यह हृदय, मस्तिष्क, स्नायु-मण्डल और पाचन-संस्थान को बल देता है।

रासायनिक विश्लेषण

अमरूद में प्रोटीन 1.5, वसा 0.2, खनिज तत्त्व 0.9, कार्बोहाइड्रेट 14.5, कैल्शियम 1.01, फास्फोरस 0.44, लोहा 1.0 मिली. प्रतिग्राम, विटामिन 'बी' 0.2 तथा विटामिन 'सी' 2.95 मिलीग्राम पाए जाते हैं।

घरेलू इलाज

मानसिक विकार

इलाहाबादी अमरूद पाव भर सुबह भोजन के बाद तथा इतनी ही मात्रा में सायं 5 बजे 6 सप्ताह तक खाने से मस्तिष्क की मांसपेशियों को शक्ति प्राप्त होती है तथा मस्तिष्क की गरमी शान्त होती है।

आधासीसी

कच्चे हरे अमरूद को पत्थर पर घिस कर माथे पर लेप करने से आधासीसी का दर्द दूर हो जाता है।

सर्दी-जुकाम

जुकाम होने पर एक अमरूद का गूदा बिना बीज के खाकर एक गिलास पानी पी लें। ऐसा दिन में 2-3 बार करें। पानी पीते समय नाक से सांस न लें और न छोड़ें। नाक बन्द करके पानी पीएं और मुंह से ही साँस बाहर फेंकें । इससे जुकाम बहने लगेगा। जुकाम बहना शुरू होते ही अमरूद खाना बन्द कर दें। 1-2 दिन में जुकाम खूब झड़ जाए तब रात को सोते समय 50 ग्राम गुड़ खाकर बिना पानी पीए, सिर्फ कुल्ले करके सो जाएं। जुकाम ठीक हो जाएगा।

खांसी

एक पूरा साबुत अमरूद आग की गरम राख में दबा कर सेंक लें। इसे 2-3 दिन (प्रतिदिन एक अमरूद) खाने से कफ ढीला होकर निकल जाता है और खांसी में आराम हो जाता है। चाय की पत्ती की जगह अमरूद के पत्ते धोकर-साफ कर पानी में उबाल कर, दूध-शक्कर डालकर, चाय की तरह बनाकर, छान कर पीने से भी खांसी में लाभ होता है। इसके बीजों को बिहीदाना कहते हैं। इन बीजों को सुखा कर पीस लें और थोड़ी मात्रा में शहद के साथ सुबह शाम चाट लें। खांसी ठीक हो जाएगी। तेल व खटाई से परहेज करें।

मुख रोग

इसके कोमल हरे ताजे पत्ते चबाने से मुंह के छाले नरम पड़ते हैं। मसूढ़े व दाँत मजबूत होते हैं, मुँह की दुर्गन्ध का नाश होता है। पत्ते चबा कर इसका रस थोड़ी देर मुँह में रखकर इधर-उधर घुमाते रहें फिर थूक दें। पत्तों को उबाल कर इस पानी से कुल्ले व गरारे करने से दाँत दर्द दूर होता है व मसूढ़ों की सूजन व पीड़ा नष्ट होती है।

कब्ज

पर्याप्त मात्रा में अमरूद खाने से मल सूखा और कठोर नहीं हो पाता और सरलतापूर्वक शौच हो जाने से कब्ज नहीं रहता। अमरूद काट कर सौंठ, काली मिर्च और सेंधा नमक बुरक कर खाने से स्वाद बढ़ता है और पेट का अफारा, गैस और अपच दूर होते हैं। इसे सुबह निराहार खाना चाहिए या भोजन के साथ खाना चाहिए।

विविध उपयोग

अमरूद खाने या इसके पत्तों का रस पीने से भांग का नशा उतर जाता है। बवासीर में आराम होता है। इसके पत्तों को पीस कर लुगदी बना कर बच्चों की गुदा के मुख पर रख कर बांधने से उनकी गुदाभ्रंश यानी कांच निकलने का रोग भी ठीक होता है। बच्चों को पतले दस्त बार-बार लगते हों तो इसके कोमल व ताजे पत्तों व जड़ की छाल को उबाल कर काढ़ा बना कर 2-2 चम्मच सुबह-शाम पिलाने से पुराना अतिसार ठीक होता है। इसके पत्तों का काढ़ा बना कर पिलाने से उल्टी व दस्त होना बन्द होता है। अमरूद खाते समय इस बात का पूरा ध्यान रखना चाहिए कि इसके बीज ठीक से चबाये बिना पेट में न जाएं। इन्हें खूब अच्छी तरह चबा कर ही खायें या इन्हें अलग करके सिर्फ गूदा ही खाएं। इसका साबुत बीज आंत्र-पुच्छ (एपेन्डिक्स) में यदि चला जाए तो फिर बाहर नहीं निकल पाता जिससे प्राय: अपेन्डिसाइटिस होने की सम्भावना बन जाती है।

भाषा भेद से नाम भेद—

संस्कृत—पेरूकम, दृढ़बीज, अमृतफल। **हिन्दी**—जाम, अमरूद। **मराठी**—पेरू। **गुजराती**—जामफडे। **बंगला**—पियारा। **तेलुगु**—गोइया। **कन्नड़**—शिवे। **फारसी**—अमरूद। **अंग्रेजी**—Guava। **लैटिन**— Psidium guyava

❑❑

अनार

फलों में सबसे सुन्दर फल है अनार। अनार जैसा दिखने में सुन्दर है वैसा उत्तम, गुणकारी भी है। अनार में छोटे-छोटे दाने होते हैं मूंगे और लाल रंग के लेकिन कुछ सफेद दाने वाले भी होते हैं। इस फल का रस मीठा, खट्टा-मीठा और खट्टा— इन तीनों स्वादों में होता है।

अनार दो प्रकार के होते हैं— एक नर जाति और दूसरा नारी जाति का। नर जाति के पौधों पर सिर्फ फूल आते हैं, लेकिन नारी जाति के पौधों पर फूल और फल दोनों ही आते हैं। इसके फूल लाल रंग के होते हैं जिसे 'गुलनार' कहते हैं।

परिचय

इसका वृक्ष मध्यम आकार का यानी 10 से 15 फीट ऊंचा होता है। वृक्ष की छाल चिकनी व धूसर होती है। पत्ते 2-3 इंच लम्बे और आधा इंच चौड़े होते हैं और पत्तों का आकार आयताकार होता है, वे पतले होते हैं। इसके फूल नारंगी, लाल या कभी-कभी पीले रंग के होते हैं। अनार के फूल एक या कभी-कभी 2-4 के गुच्छों में लगते हैं।

गुण

रस के अनुसार अनार तीन प्रकार का होता है— 1. बिल्कुल मीठा, 2. खट्टा-मीठा और 3. खट्टा।

मीठा अनार—त्रिदोष का शमन करने वाला हल्का, तृप्तिदायक, बल-वीर्यवर्द्धक, कषाय रस युक्त, ग्राही, स्निग्ध, मेधा तथा बुद्धि को बल देने वाला और प्यास, जल व ज्वर, हृदय रोग, कण्ठ रोग और मुख की दुर्गन्ध को नष्ट करने वाला होता है।

खट्टा-मीठा अनार—भूख को प्रदीप्त करने वाला, रुचिकारक, तनिक पित्त कारक और हल्का होता है।

खट्टा अनार—पित्त कुपित करने वाला तथा वात कफ नाशक होता है।

उपयोग

अनार का उपयोग एक फल के रूप में कम और औषधि के रूप में ज्यादा किया जाता है। उदर विकार और कृमि नष्ट करने के लिए यह बहुत गुणकारी है। मधुर और

कषाय रस वाला होने से मीठा अनार पित्त शामक होता है इसलिए अम्लपित्त (हायपर एसिडिटी) के रोगी के लिए उपयोगी होता है। आयुर्वेदिक योग दाडिमाष्टक, दाडिमादि चूर्ण, दाडिमाद्य घृत, दाडिमाद्य तैल आदि अनार से बनाये जाते हैं।

रासायनिक विश्लेषण

अनार के फल का विश्लेषण करने से इसके प्रति 100ग्राम खाद्य भाग में 10मि.ग्रा. कैल्शियम, 70 मि.ग्रा. फास्फोरस, 0.3 मि.ग्रा. लौह, 16 मि.ग्रा. विटामिन 'सी' तथा विटामिन 'बी' काम्पलैक्स की थोड़ी-सी मात्रा मिलती है। प्रतिशत रूप में इसमें 78%पानी, 1.5%प्रोटीन, 0.1%वसा, 0.7%खनिज, 5.1रेशे और 14.5%कार्बोहाइड्रेटस होते हैं।

घरेलू उपचार

- अनार-फल के सूखे छिलके का चूर्ण थोड़ी मात्रा में दही के साथ सेवन करने से दस्त शान्त होते हैं। बच्चों को अतिसार हो तो अनार की छाल घिसकर पिलाएँ तथा बड़ों को काढ़ा बनाकर दें।
- आँतों में कीड़ों के पनपने से व्यक्ति का स्वास्थ्य निरन्तर गिरता जाता है और कुछ भी खाया पीया तन को नहीं लगता। अनार की जड़ की छाल का ताजा ठंडा रस टेपवर्म के लिए जहर का काम करता है। वयस्कों को इसकी 90से 180मिलीमीटर मात्रा एक-एक घंटे के अंतर पर तीन बार पिलाने से वांछित परिणाम मिलते हैं। आखिरी बार रस पिलाने के थोड़ी देर बाद रोगी को कोई दस्तावर दवा खिलानी चाहिए जिससे मरे हुए कीड़े मल के साथ बाहर निकल आएं। जड़ की छाल उपलब्ध न होने पर तने की छाल से भी काम चल सकता है, परन्तु यह थोड़ी कम असरकारक होती है, (अर्थात् मात्रा बढ़ानी होगी)। बच्चों के लिए रस की मात्रा 30से 60मिलीलीटर होनी चाहिए।
- बुखार और गला सूखने की शिकायत पर अनार कें रस में चुटकी भर केसर मिला कर पीना अच्छा रहता है। पके फल का यह शर्बत, गैस, मियादी बुखार और श्वास की बीमारियों में भी राहत देता है। अनार के जड़ की छाल का प्रयोग बुखार में तापमान नीचे गिराने के लिए किया जाता है।
- वृक्क के रोगों और पथरी में खट्टा-मीठा अनार बहुत फायदेमंद है। वृक्क और मूत्राशय में पथरी को गलाने के लिए एक कप चने के सूप में खट्टे-मीठे अनार की एक चम्मच मात्रा पीस कर मिला कर पीने से लाभ होता है।
- अनार की सूखी छाल को चबाने से होंठों पर तुरन्त एक चमकीली रंगत आ जाती है।
- अनार का रस ½कप लेकर उसमें चुटकी भर सेंधा नमक और शहद मिला कर पीने से अरुचि मिटती है।

- अनार के सूखे छिलके में काली मिर्च और साधारण नमक मिलाकर पीस कर इसके रोजाना इस्तेमाल से मसूढ़े मजबूत होते हैं। मसूढ़ों से खून आने, पायरिया और मुँह की बदबू रोकने का यह सरल घरेलू नुस्खा आपके दाँतों को लंबे समय तक चमकदार और मजबूत रखता है।
- अनार के दानों का रस आँखों में डालने से आँखों की गर्मी दूर होती है।
- मीठे अनार का छिलका दो ग्राम व लाहौरी नमक तीन ग्राम बारीक लेकर पानी के साथ 1-2 ग्राम की गोलियाँ बना लें। दिन में तीन बार दो गोलियाँ चूसने से खांसी में आराम मिलता है।

भाषा भेद से नाम भेद—

संस्कृत—दाडिम। **हिन्दी**—अनार। **मराठी**—डालिंब। **गुजराती**—दाड़म। **बंगला**—दाड़िम। **तेलुगु**—दानिम्म चेट्टू। **कन्नड़**—डालिंब। **मलयालम**—मातलम्। **फारसी**—अनार। **अंग्रेजी**—Pomegranate। **लैटिन**— Punica Granatum

अंगूर

परिचय

इसकी दो किस्में पायी जाती हैं— काली और हरी। द्राक्ष या अंगूर की बेल पर फल फरवरी-मार्च में लगते हैं। अंगूर की पैदावार हमारे देश में पंजाब, हरियाणा और महाराष्ट्र में बड़े पैमाने पर होती है। मीठे और पके अंगूर गुणकारी होते हैं। यह सभी फलों में श्रेष्ठ फल है।

गुण

यह प्यास, जलन, मुँह सूख जाना, बुखार, दमा, रक्तपित्त, फेफड़ों का घाव, मुँह में कड़वाहट, आवाज बैठ जाना, खांसी और शराब की अति से उत्पन्न विकारों को दूर करता है।

उपयोग

छोटे बच्चों में कब्ज की शिकायत होती है, उसे दूर करने के लिए रोज 10 से 20 काले अंगूर रात को या सुबह नाश्ते में खिलाएँ।

आँखों में खुजली

अंगूर का रस निकालकर आंच पर पकाकर गाढ़ा बनाइए। ठंडा होने पर शीशी में भरकर रख लें। रात में इसे आंखों में अंजन के तौर पर लगाने से आँखों की खुजली मिट जाती है।

खांसी

- बीज निकाला हुआ मुनक्का 15 ग्राम, बादाम की गिरी 1½ तोला (18 ग्राम) और मुलहठी भी 18 ग्राम, एक साथ पीस कर छोटी-छोटी गोलियाँ बनाएं, एक गोली मुँह में रखकर चूसने से खांसी ठीक हो जाएगी।
- 40 ग्राम काले अंगूर लेकर उसे पानी में भिगोकर रखें। प्रात: उंगलियों से मसलकर पी लें। इससे पेशाब की जलन मिटती है।
- अंगूर और अमलतास के काढ़े में गुड़ मिलाकर पीने से गर्मी से उत्पन्न बुखार मिटता है।
- अंगूर और आंवले को पीस कर, घी मिलाकर मुँह में कुछ देर रखें और बाद में खाने से मुँह, जीभ और गले का सूखापन दूर होता है।

❑❑

अनन्नास

परिचय

अनन्नास पाचनशक्ति को बढ़ाने वाला फल है। पाचन प्रणाली से उत्पन्न होने वाले सभी विकारों को अनन्नास दूर करता है। यह भारत में कई जगह पैदा किया जाता है।

गुण

अनन्नास खट्टा-मीठा, मूत्रवर्द्धक और पित्तनाशक फल है। यह गरमी से उत्पन्न होने वाले विकारों को मिटाता है तथा पेट के कीड़ों का नाश करता है।

उपयोग

- पके अनन्नास के गोल टुकड़ों पर थोड़ी-सी काली मिर्च और सेंधा नमक बुरक कर खाने से अजीर्ण मिटता है।
- अनन्नास का ऊपरी छिलका और भीतरी कठोर भाग निकाल कर छोटे-छोटे टुकड़े कर लें। इन टुकड़ों को पानी में पका कर नरम बनाएं और फिर चीनी की चाशनी में डालें। यह मुरब्बा दिल को बल देता है तथा प्यास और शरीर की जलन दूर करता है।
- अनन्नास के एक कप रस में एक चम्मच शहद मिलाकर दिन में 3-4 बार पिलाने से बुखार मिट जाता है।
- बच्चों को पेट के कीड़ों की शिकायत होने पर उनको लगातार 7 दिनों तक अनन्नास के 2 या 4 टुकड़े खिलाने से पेट के कीड़े नष्ट होते हैं।
- अनन्नास पित्तनाशक होने से गर्मी में होनेवाले सिरदर्द और अम्लपित्त को मिटाता है।

केला

केला एक ऐसा फल है जो शहरों में ही नहीं बल्कि छोटे से छोटे गांव में भी उपलब्ध रहता है। यह जितना सस्ता होता है उतना ही पौष्टिक और गुणकारी होता है। इसको गरीब-अमीर, बच्चे-बूढ़े सभी सेवन कर सकते हैं। प्रकृति इस फल को भारी मात्रा में इसीलिए पैदा करती है कि यह सस्ता बना रहे और गरीब से गरीब व्यक्ति भी इसे पा सके।

परिचय

इसका वानस्पतिक नाम 'मूजा पाराडीजीका' है। यह ग्रीक भाषा के दो शब्दों के मेल से बना है। जिसका अर्थ बुद्धिमानों का खाद्य है। यह 'बेरी' कुल का पौधा है।

इसके पौधे की लम्बाई 7-15 फीट तक होती है। एक पौधा 40-50 किलोग्राम तक फल देता है। केला विश्व का एकमात्र ऐसा पौधा है जो अपने जीवनकाल में सिर्फ एक बार ही फल देता है। आज केले की सौ प्रजातियां हैं, परन्तु भारत में एक दर्जन प्रजातियां ही पाई जाती हैं। महाराष्ट्र, केरल, बंगाल, उड़ीसा, तमिलनाडु, गुजरात, आंध्रप्रदेश, बिहार तथा उत्तर प्रदेश में केले की खेती प्रचुर मात्रा में की जाती है।

गुण

कच्चा केला मीठा, ठण्डी तासीर का, ग्राही, भारी, स्निग्ध और कफ, पित्त, रक्त-विकार, जलन, क्षय तथा वायु को नष्ट करता है। पका हुआ केला स्वादिष्ट, शीतल, पाक में मधुर, वीर्यवर्द्धक, पौष्टिक, रुचिकारक, मांस की वृद्धि करने वाला तथा भूख, प्यास, नेत्र रोग एवं प्रमेह का नाश करने वाला है।

उपयोग

केला एक ऐसा फल है जो कच्चा होने पर सब्जी के रूप में खाया जाता है। केला बड़े, बूढ़ों, बच्चों तथा महिलाओं का पसंदीदा फल है। पके केले को चबाने की जरूरत नहीं होती। इसी कारण यह बच्चों के लिए बेहद उपयोगी व लोकप्रिय आहार है। बच्चों में खनिज तत्वों की पूर्ति के लिए केला बहुत उपयोगी फल है।

रासायनिक विश्लेषण

केला विटामिनों से परिपूर्ण फल है। इसे सम्पूर्ण आहार के रूप में काफी लोकप्रियता मिल रही है। पके फल के सौ ग्राम में पोषक तत्त्वों में 17 मि.ग्रा. कैल्शियम, 36 मि.ग्रा.

फॉस्फोरस, 0.9मि.ग्रा. लोहा, 77मि.ग्रा. पोटेशियम, 0.5ग्रा. तन्तु, 78माइक्रोग्राम विटामिन 'ए' (कैरोटिन), 7मि.ग्रा. विटामिन 'सी', 1-2ग्राम प्रोटीन के अलावा महत्वपूर्ण एन्जाइम, सल्फर, तांबा, विटामिन 'बी' व अन्य विटामिन पर्याप्त मात्रा में पाये जाते हैं। पका फल 100ग्राम मात्रा में 20प्रतिशत शर्करा तथा 116कैलोरी ऊर्जा देता है।

घरेलू उपयोग

- केला एक पौष्टिक आहार है। दुबले-पतले शरीर वालों के लिए, टायफाइड बुखार के रोगी के लिए, स्वप्नदोष, प्रमेह और अम्लपित्त (हायपरएसिडिटी) के रोगी के लिए केला उत्तम, सात्म्य एवं हितकारी आहार है।
- बुखार में केला खाने से भूख प्यास का शमन होता है, मुँह नहीं सूखता और शरीर में कमजोरी नहीं आती।
- जो व्यक्ति दुबले-पतले शरीर के हैं और शरीर को थोड़ा मोटा व सुडौल बनाना चाहते हैं उन्हें दो केले एक गिलास दूध में डालकर 2-3माह तक सुबह या दोपहर बाद खाना चाहिए।
- प्रदर-रोग से ग्रस्त महिला को 1-2केले भोजन के घंटे भर बाद खाकर, ऊपर से 1 कप दूध में 2चम्मच शहद घोल कर लगातार कुछ दिन तक पीना चाहिए। इस प्रयोग से श्वेत प्रदर रोग ठीक हो जाता है। केले और दूध की खीर खाने या सुबह-शाम 2-2केले थोड़े से घी के साथ खाने से भी प्रदर-रोग ठीक हो जाता है।
- केले का शर्बत बनाकर पीने से पुरानी खांसी (Chronic Bronchitis) में बहुत आराम होता है।

  शर्बत बनाने की विधि—स्टील के एक ढक्कन युक्त बर्तन में पके केले के बारीक टुकड़े कर, समान मात्रा में शक्कर के साथ डाल दें और ढक्कन बन्द कर दें। अब एक बड़े बर्तन में पानी भर कर यह बर्तन रख दें। पानी इतना हो कि केले वाला बर्तन पानी में डूब जाए। अब बड़े बर्तन को आग पर रखें। जब पानी को उबाल आने लगे तो बर्तन पानी से निकाल लें और ठण्डा कर लें। ठण्डा होने पर ढक्कन खोल कर शर्बत निकाल कर शीशी में भर लें। यह शर्बत सूखी खांसी, पुरानी खांसी और दमा के कारण चलने वाली खांसी में 2-2चम्मच पीना चाहिए।
- केले का शर्बत 2-2चम्मच दिन में 3-4बार लेने से या केले के गूदे में शक्कर मिला कर खाने और ऊपर से 2छोटी इलायची के दाने खाने से पेट व गले की जलन में आराम हो जाता है।

जामुन

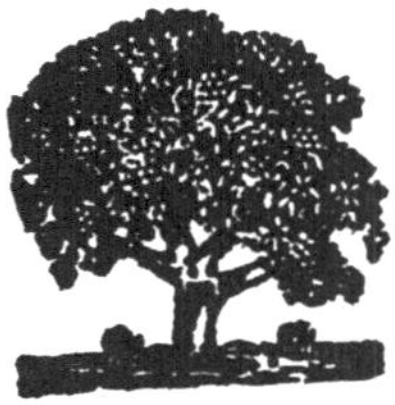

जामुन एक गुणकारी फल होते हुए भी बहुत कम सेवन किया जाता है। शायद इसका कसैला स्वाद होना एक कारण हो जिसकी वजह से इसे खाना पसन्द नहीं किया जाता है।

परिचय

जामुन लवंग कुल (Myrtaceqe) का वृक्ष है जो आम के वृक्ष के बराबर ऊंचा और विशाल होता है और इसके पत्ते भी आम के पत्तों से मिलते-जुलते होते हैं। वैसे तो जामुन की कई जातियाँ होती हैं पर राज जम्बू, क्षुद्र जम्बू (नदी जम्बू या काक जम्बू) और भूमि जंबू ये तीन जातियाँ प्रमुख हैं। जामुन को 'फलेन' या 'फलेन्द्रा' भी कहते हैं। क्षुद्र जम्बू को छोटी जामुन या कठ जामुन भी कहते हैं। इसमें गूदा कम होता है। राज जम्बू बड़ी जामुन को कहते हैं और यही जाति सर्वश्रेष्ठ होती है।

गुण

जामुन बड़ी और छोटी दो प्रकार की होती है। बड़ी जामुन स्वादिष्ट, विष्टम्भी, भारी और रुचिकारी होती है। छोटी जामुन ग्राही, रूखी और कफ, पित्त, रुधिरविकार तथा दाह का शमन करने वाली होती है। इसकी गुठली मलरोधक और मधुमेह को नष्ट करने वाली होती है। स्वाद में यह कसैली और जीभ को रूखा करने वाली होती है।

उपयोग

इसका फल स्वाद में कसैला और तूरा और रूखापन पैदा करने वाला होता है। इसको खाते ही जीभ पर ऐंठन और रुक्षता उत्पन्न होती है इसलिए इसे कम ही खाया जाता है। नमक के साथ खाने से इसका स्वाद सुधर जाता है। यह रुक्ष और कषाययुक्त होने से कफ का और शीत व कषाय होने से पित्त का शमन करती है। रुक्ष, कषाय और शीतयुक्त होने से यह प्रबल वातवर्द्धक होती है इसलिए इसे कम मात्रा में खाना ही उचित होता है। यह स्तम्भन करने, त्वचा रोग दूर करने और जलन को शान्त करने में उपयोगी होती है। दीपन और पाचन करने, लिवर को सक्रिय करने तथा इसकी गुठली का चूर्ण मधुमेह और बहुमूत्र की चिकित्सा करने में उपयोगी है।

घरेलू इलाज

- इसके पत्तों को जलाकर राख कर लें और महीन पीस लें। इस चूर्ण को मसूढ़ों पर मलने से मसूढ़े व दांत मजबूत व निरोग रहते हैं।
- इसके नरम पत्तों को पानी में पीस कर, इसका रस पानी सहित छान कर कुल्ले व गरारे करने से मुँह के छालों में आराम होता है।
- इसके ताजे नरम पत्तों को गाय के पाव भर दूध में घोंट, पीस, छान कर प्रतिदिन सुबह पीने से खूनी बवासीर में लाभ होता है।
- नये जूते पहनने पर पांव में छाला या घाव हो जाए तो इस पर जामुन की गुठली पानी में घिस कर लगाने से घाव ठीक हो जाता है।
- जामुन की गुठली का चूर्ण 1-2 ग्राम सुबह शाम पानी के साथ फांक कर लेने से मधुमेह रोग में आराम होता है। पेशाब में शक्कर आना बन्द हो जाए तब यह प्रयोग बन्द कर देना चाहिए।
- जामुन की गुठली और आम की गुठली का चूर्ण समान मात्रा में मिला लें। इस चूर्ण को 3-3 ग्राम मात्रा में सुबह शाम पानी के साथ लेने से आंवयुक्त दस्त (आमातिसार) होना बन्द हो जाता है।
- भोजन के बाद 1 चम्मच जामुन का सिरका थोड़े से पानी में घोल कर पीने से उदर व्याधियाँ दूर होती हैं, उदरशूल नष्ट होता है, तिल्ली और यकृत को लाभ होता है। जामुन का सिरका पंसारी या अचार मुरब्बा बेचनेवाली दुकान पर मिलता है।

भाषा भेद से नाम भेद—

संस्कृत—राज जम्बू, क्षुद्र जम्बू। **हिन्दी**—बड़ी जामुन, छोटी जामुन। **मराठी**—जांभूल। **गुजराती**—जाम्बू। **बंगला**—बड़जाम, कालजाम। **तेलुगु**—नेरेडु, पेद्दानेरडि। **तमिल**—शबल नावल, शंबु। **मलयालम**—नवल। **कन्नड़**—दोहुनिरतु, नेरले। **फारसी**—जामन। **अंग्रेजी**—Jambul tree **लैटिन**— Eugenia Jamobna

तरबूज

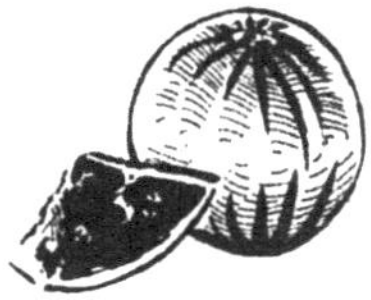

धरती में इतनी अद्‌भुत शक्ति है कि वह रेती-मिट्टी में एक-एक कण से भी फल उगाती है। जहाँ पानी की कमी होती है, काली रेतीली भूमि होती है वहाँ भी तरबूज जैसे फल उगाकर मानव की तृष्णा (प्यास) शान्त करती है।

परिचय

तरबूज की बेल भूमि पर फैलती है। इसके पत्ते इन्द्रायन (सिट्रयुलस कलोसिन्थिस) नामक लता के समान गहरे और किनारे कटे हुए होते हैं। इसके फूल एक इंच लम्बे, गोलाकार और हल्के पीले रंग के होते हैं। फल ऊपर से हरे किन्तु अन्दर से गूदा लाल होता है। तरबूज के बीज चिपटे हुए लाल, भूरे या काले होते हैं। भारत में ये फल राजस्थान, महाराष्ट्र के पनवेल, पेन, अलीबाग आदि भागों में, उत्तर प्रदेश एवं गुजरात में काफी तादाद में होते हैं।

गुण

तरबूज शीतल, क्षारयुक्त, पित्त बढ़ानेवाला, मूत्रवर्द्धक तथा कफ और वायु को दूर करने वाला है। इसके बीज भी शीतल, बलवर्द्धक एवं मूत्र बढ़ाने वाले होते हैं। बीजों का तेल बादाम के तेल के स्थान पर उपयोग में लाया जाता है।

रासायनिक संघटन

तरबूज के बीज में 20 से 40 प्रतिशत पीले रंग का तेल होता है। इसके फल में पेक्टिन नामक तत्व काफी मात्रा में होता है और रस में सिट्रयुलिन की मात्रा 17 प्रतिशत होती है।

घरेलू इलाज

- तरबूज की हरी छाल और लाल गूदे के बीच का सफेद हिस्सा पीसकर उसमें कपूर व चन्दन का चूर्ण डालकर खरल करके वह लेप शरीर पर जलन होने वाले अंग पर लगाने से जलन शान्त हो जाती है व आराम मिलता है।

- जब लार या थूक से खून निकलता है, तो तरबूज के 10 ग्राम बीज पीसकर उसमें 5 मि.लि. शहद मिलाकर चाट लें।
- इसके 20 ग्राम बीजों के सत्त्व में चुटकी भर जीरे का चूर्ण मिलाकर लेने से खुलकर मूत्र आता है और जलन शान्त होती है। यह प्रयोग दिन में तीन बार करें।
- मसूड़ों से आने वाला खून, मसूड़ों की सूजन, मुँह की दुर्गंध और कमजोर दाँत इन रोगों में तरबूजे के बीजों के रस में उपले का चूर्ण मिलाकर पेस्ट जैसा गाढ़ा मंजन लगाएं, यह अत्यन्त गुणकारी दवा है।
- बीजों का रस 40 ग्राम लेकर उसमें मिश्री 5 ग्राम व आधे नींबू का रस मिलाकर भोजन के 10 मिनट पहले लेने से मितली, अरुचि मिट जाती है, बेचैनी दूर हो जाती है।
- बवासीर में 50 ग्राम रस और 2 चुटकी सूखे आंवले का चूर्ण मिलाकर रोज लेने से काफी आराम मिलता है।
- तरबूजे का रस चेहरे पर लगाने से चेहरा साफ और चमकीला दिखाई देता है।

❑❑

नारियल

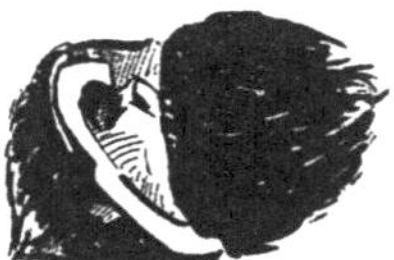

नारियल एक ऐसा फल है जिसे शुभत्व का प्रतीक माना जाता है। इसलिए पूजा-पाठ एवं मंगल अवसरों पर इसका प्रयोग उपयोग किया जाता है, किसी कार्य का शुभारम्भ करते समय इसको फोड़ा जाता है, भगवान के प्रसाद में इसका उपयोग होता है।

परिचय

नारियल एक प्रसिद्ध और लोकप्रिय फल है। यह समुद्र तट के आस-पास, दक्षिण भारत विशेषत: केरल, पूर्वी बंगाल, उड़ीसा, लंका, बर्मा आदि में प्रचुर मात्रा में पैदा होता है। कठिन आवरण वाला होने से दृढ़फल, बहुत ऊँचे वृक्ष वाला होने से तुंग, शिरोभाग में कूर्ची के समान होने से कूर्चशीर्षक, सदा फल लगने से सदाफल, दक्षिण में विशेष मात्रा में उत्पन्न होने से दक्षिणात्यक और शुभत्व का प्रतीक होने से श्रीफल इसके नाम हैं। यह 'काड लिवर आइल' का उत्तम प्रतिनिधि है और समान गुण-लाभ करने वाला होने से यह 'काड लिवर आइल' की एवज में सेवन करने योग्य होता है। यह कच्चा (पानी वाला सफेद गिरी वाला) और पका हुआ (अन्दर सूखा गोल वाला) दो अवस्थाओं में मिलता हैं। एक अवस्था बड़े आकार के हरे नारियल (डाब) की होती है जो मुम्बई तथा अन्य समुद्रतटवर्ती स्थानों में पाई जाती है। इसका पानी पीया जाता है जो शीतल, मूत्रल, प्यास मिटाने वाला, ज्वरनाशक और वस्तिशोधक होता है।

गुण

नारियल शीतल, दुर्जर (देर से पचने वाला), मूत्राशय शोधक, ग्राही, पुष्टिकारक, बलदायक और वात, पित्त, रक्तविकारनाशक तथा दाहनाशक है। कच्चा फल पित्त ज्वर और पित्त विकारों को नष्ट करता है। नारियल का पानी शीतल, अग्निप्रदीपक, वीर्यवर्द्धक, हल्का, प्यास और पित्त को नष्ट करने वाला, मधुर और मूत्राशय को शुद्ध करने में परम उत्तम है।

उपयोग

अलग-अलग हेतु अैर विधि से इसके फल, फूल, तैल, छाल और जड़ को उपयोग में लिया जाता है। आयुर्वेदिक योग नारिकेल खण्ड, नारिकेल लवण, नारिकेलामृत, आदि

में इसका उपयोग होता है। इसके कच्चे फल की सफेद गिरी 'प्रसाद' के रूप में उपयोग में ली जाती है और पके गोले का उपयोग मिष्ठान एवं खाद्य व्यंजनों में किया जाता है। इसका तेल खाने में और केशों में लगाने के लिए उत्तम गुणवाला होता है। सामान्य दौर्बल्य और कृशता (दुबलापन) दूर करने में पानी वाला नारियल बहुत गुणकारी होता है। इसका तेल खाने और मालिश में उपयोग करने से शरीर पुष्ट, सुडौल और बलवान होता है। इसका उपयोग मंगलकार्यों, पूजा-आराधना और मान-सम्मान करने के लिए भी किया जाता है।

रासायनिक विश्लेषण

ताजी 100 ग्राम गिरी में आर्द्रता 36.3, प्रोटीन 4.5, तेल 47.6, कार्बोज 13, रेशा 3.6, चूना 0.1 प्रतिशत और फास्फोरस .24 ग्राम, लोह 17 मि.ग्रा., विटामिन 'सी' 1 मि.ग्रा. तथा अल्प मात्रा में विटामिन बी ए.ई. और ताम्र होता है। सूखी गिरी में 57-75% तेल रहता है जो अन्य तेलों की अपेक्षा अधिक सुपाच्य होता है। इसे त्वचा आसानी से सोख लेती है। इसमें जल भी पर्याप्त अंश में होता है इसलिए मरहम आदि बनाने में इस तेल का उपयोग किया जाता है।

घरेलू इलाज

- नारियल के पानी को ड्रॉपर में लेकर 2-2 बूंद, नाक में दोनों तरफ, टपकाने से आधासीसी का दर्द दूर होता है। लाभ न होने तक सुबह शाम यह प्रयोग करना चाहिए।
- नारियल का तेल सिर के बालों के लिए सर्वोत्तम तेल (हेयर ऑयल) है। स्नान के बाद बालों को पूरी तरह सुखा कर इसे बालों की जड़ों में लगा कर 5-6 मिनट तक अंगुलियों से जड़ों (खोपड़ी) की मालिश करनी चाहिए। यह क्रिया रात को सोने के पहले भी की जा सकती है। ऐसा करने से बाल झड़ते व टूटते नहीं और घने, लम्बे और काले बने रहते हैं।
- नारियल की जटा जला कर राख कर लें। इस राख को पानी में घोल कर कपड़े से छान लें। इस पानी को एक कप मात्रा में पिलाने से हिचकी आना बन्द हो जाती है।
- नारियल का सूखा गोला कद्दू कस पर कस कर बूरा कर लें और थोड़ा बूरा लेकर इसके एक चौथाई भाग बराबर पिसी हल्दी मिला कर पीस कर चोट या मोच वाले अंग पर रख कर पट्टी बांध दें और सेक करें। इस उपाय से चोट-मोच की पीड़ा और सूजन दूर हो जाती है।
- पित्त का प्रकोप होने पर एसिडिटी, उलटी, अतिसार, सीने व पेट में जलन, मुख पाक या छाले होना आदि व्याधियाँ उत्पन्न होती हैं। कच्चा नारियल (सफेद गिरी वाला), खस और सफेद चन्दन का बुरादा 10-10 ग्राम लेकर एक गिलास पानी में रात को डाल कर रख दें। सुबह इसे मसल छान कर

खाली पेट पीएं। इससे पित्त का शमन होता है और पित्तजन्य व्याधियाँ दूर होती हैं।

- किसी भी उपाय से हैजे की उलटी बन्द न हो रही हो तो नारियल का पानी पिलाने से उलटी होना बन्द हो जाता है।
- गर्भवती स्त्री को गर्भ स्थापना होते ही नारियल की सफेद गिरी के 3-4 टुकड़े प्रात: चबा-चबा कर खाना चाहिए। इसके साथ 1-1 चम्मच मक्खन व पिसी मिश्री और थोड़ी सी (स्वादानुसार) पिसी काली मिर्च मिला कर चाट लें और फिर थोड़ी सी सौंफ मुँह में डाल कर 15-20 मिनट तक चबाते हुए रस निगलने के बाद सौंफ भी निगल लिया करें। यह प्रयोग प्रात: खाली पेट पूरे गर्भकाल तक करने से शिशु खूब गौर वर्ण का होता है। इस प्रयोग के आधा घण्टे बाद तक कुछ खाए पीएं नहीं।
- नारियल के गोले का ताजा सूखा बूरा तैयार कर 10 ग्राम मात्रा में खूब चबा-चबा कर खा लें। इसके तीन घण्टे बाद 2 चम्मच केस्टर ऑयल पी लें। यह प्रयोग रात को सोने से पहले तीन दिन तक करें। पेट के कृमि मल विसर्जन के साथ निकल जाएंगे।
- एक कप नारियल पानी में थोड़ा सा पिसा जीरा डाल कर पीने से गर्मी से लगने वाले दस्त बन्द होते हैं।
- नारियल के तेल में नींबू निचोड़ लें और जरा-सा कपूर डाल लें। इस तेल की मालिश कर स्नान करने और प्रतिदिन धुले हुए वस्त्र पहनने से खुजली ठीक हो जाती है। नमक कम मात्रा में खाने से भी लाभ होता है।

भाषा भेद से नाम भेद—

संस्कृत—नारिकेल। **हिन्दी**—नारियल। **मराठी**—नारल। **गुजराती**—नारियल। **बंगला**—नारिकेल। **तेलुगु**—नारिकेलमु। **तमिल**—तेन्नमारम्। **मलयालम**—तेंगा। **कन्नड**—टेंगु। **पंजाबी**—नरेल। **कोंकण**—माड़। **फारसी**—नारगील। **अंग्रेजी**—Coconut Palm **लैटिन**— Cocos-nucifera.

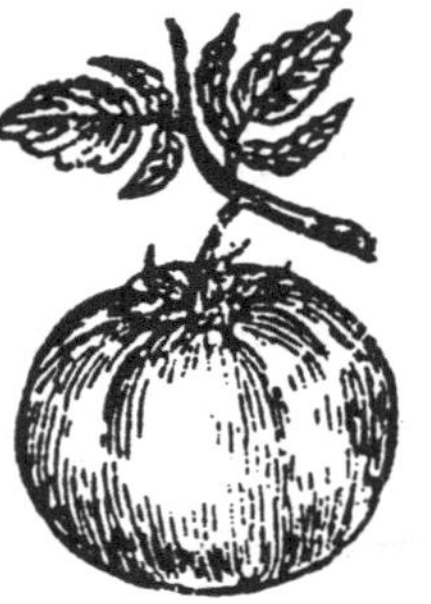

नींबू

नींबू प्रकृति का एक ऐसा उपहार है, जिसके प्रयोग से दोहरे परिणाम समान रूप से प्राप्त होते हैं, अर्थात् इसका नियमित सेवन जहाँ स्वास्थ्य-रक्षा का अचूक आधार है, वहाँ इसका बाह्य उपयोग सौन्दर्य को बनाए रखने की अद्वितीय क्षमता रखता है। फिर भी अधिकांश व्यक्ति इसके गुणों से पूर्ण परिचित नहीं होते और जिन्हें इसकी जानकारी है, वे भी पूरा लाभ नहीं उठाते, निश्चय ही नींबू स्वास्थ्य व सौन्दर्य-रक्षा का सफलतम् सरल और सस्ता साधन है। आयुर्वेदीय चिकित्सा में इसके विविध गुणों को स्वीकार करते हुए इसके सेवन को बहुत महत्व दिया गया है।

परिचय

यह एक ऐसा फल है, जो प्राय: हर ऋतु में भारत के सभी भागों में उपलब्ध होता है। इसके कई उपनाम, भेद व जातियाँ प्रचलित हैं, जैसे— कागज़ी, बिजोरा, पहाड़ी, जम्बीरी आदि। मीठी जातियों में मिट्ठा मौसम्बी, नारंगी, कीनू आदि को लिया जा सकता है। वैसे कागज़ी नींबू सर्वोत्तम माना जाता है, इसका छिलका कागज के समान पतला होता है और इसी कारण इसका कागज़ी नाम पड़ा है। इसमें विटामिन 'सी' प्रचुर मात्रा में विद्यमान होता है। पका हुआ पीले रंग वाला नींबू सामान्यत: अच्छा होता है, क्योंकि इसमें काफी रस निकलता है।

गुण व उपयोग

नींबू रुचिकर, पाचक और कब्ज, अम्लपित्तनाशक, हृदय के लिए बलदायक व सौन्दर्यवर्द्धक माना गया है। इसके कीटाणुनाशक व अम्ल विरोधी तत्व शरीर के दूषित पदार्थों को बाहर निकाल कर त्वचा को अपूर्व कान्ति प्रदान करते हैं। अस्थियों को सुदृढ़ता प्रदायक नींबू दांतों व मसूढ़ों को भी पुष्ट करता है। पेट के रोग, वातरोग, कफ, हैजा, न्यूमोनिया व चर्म रोगों में हितकारी नींबू के नियमित उपयोग से रक्त शुद्ध होता है तथा शरीर के अंग प्रत्यंग फुर्तीले रहते हैं।

आकार में छोटा नींबू अपने अन्दर स्वास्थ्य व सौन्दर्य का असीम भंडार संजोए हुए है। जुकाम, गठिया, जिगर के रोगों, कृमि व दमा जैसे विकारों में भी यह ''रामबाण'' औषधि-सा कार्य करता है।

नींबू में कायाकल्प करने का विशेष गुण भी होता है जिसे योग्य प्राकृतिक चिकित्सक के निर्देश पर प्रयोग में लाना चाहिए, कल्प-विधि में पहले दिन दो-तीन नींबू जल के साथ सेवन कराते हैं, फिर प्रतिदिन एक नींबू बढ़ाते हुए दस नींबूओं तक पहुँच जाते हैं और फिर क्रमश: संख्या घटाते हुए पूर्व स्थिति पर आकर रुक जाते हैं। इस अवधि में अन्नाहार के स्थान पर फलाहार ही लिया जाता है।

रासायनिक विश्लेषण

बिजोरा नींबू में सिट्रोन तेल पाया जाता है। जंबीरी नींबू में विटामिन 'सी' अन्य नींबू की अपेक्षा अधिक पाया जाता है। इसके अतिरिक्त इसमें विटामिन 'बी-1', कैरोटीन तथा साइट्रिक अम्ल पाया जाता है तथा छिलके में उड़नशील तेल पाया जाता है।

घरेलू इलाज

- बेडौल शरीर को सुडौलता प्रदान करने के लिए प्रतिदिन मूली के रस में नींबू-रस व नमक मिलाकर सेवन करना लाभदायक होता है।
- पेट में गैस के इलाज के लिए सेंधा नमक, काला नमक व जीरा पीसकर एक गिलास जल में मिला लें। इसमें एक नींबू निचोड़ कर प्रतिदिन पीएं।
- नींबू के बीजों का चूर्ण पानी के साथ सेवन करने से भी पेट के कीड़े नष्ट होते हैं।
- नींबू के रस में काला नमक और शहद मिलाकर सेवन करने से हिचकियाँ दूर हो जाती हैं।
- दाद पर नींबू के रस में सुहागा मिलाकर लगाने से दाद कुछ ही दिनों में ठीक हो जाता है। नींबू के रस में ढाक के बीज पीसकर लगाने से पुराना-से-पुराना दाद ठीक हो जाता है। मूली के बीजों को नींबू के रस में पीसकर लगाने से दाद जाता रहता है। दाद चाहे सूखा हो या गीला, नारियल के तेल में नींबू का रस मिलाकर मालिश करने से खुजली कम होती है।
- 250 मि.ली. नींबू का अर्क, आधा ग्राम जीरा कसीस, छह ग्राम नौसादर और दस ग्राम कलमी शोरा बोतल में भरकर दो दिन तक धूप में रखें, फिर दो दिन बाद दस मि.लि. अर्क को बीस मि.लि. जल में मिलाकर दिन भर में दो बार भोजन के पश्चात् सेवन करें। ऐसा करने से तिल्ली रोग से मुक्ति मिल जाती है।
- चर्बी की अधिकता के कारण पेट का बढ़ना आधुनिक समय की आम समस्या है, जिससे हृदय रोग, पक्षाघात व मधुमेह जैसी व्याधियाँ भी चेतावनियाँ देने लगती हैं। नींबू के अम्लीय तत्व चर्बी को घटाने में कारगर भूमिका निभाते हैं। प्रतिदिन खाली पेट एक गिलास गुनगुने जल में 25 मि.ली. नींबू रस व इतनी

ही मात्रा शुद्ध शहद को मिलाकर नियमित सेवन करें। दो-तीन माह में चर्बी काफी घट जाएगी।

- पेट की जलन और ज्वर के बाद की निर्बलता को दूर करने के लिए नींबू अथवा मौसम्बी की फांकों पर चुटकी भर काला नमक व काली मिर्च का चूर्ण लगाकर चूसना चाहिए।
- हृदय रोगियों के लिए भी नींबू बहुत लाभकारी है। इसके निरन्तर प्रयोग से रक्तवाहिनियों में लचक व कोमलता आ जाती है और कठोरता दूर होती है, फलस्वरूप हृदय शक्ति पाता है।
- नींबू व अदरक का रस पानी में मिलाकर पीने से पाचन शक्ति तेज होती है, फलस्वरूप भूख खुल कर लगती है।
- नींबू के रस में जायफल घिस कर सेवन करने से पेट साफ होकर अजीर्ण, शूल व अफारा दूर होता है।
- यदि दाँत हिलते हों, दर्द होता हो या खून निकलता हो तो पानी में नींबू का रस मिलाकर कुल्ली करें। पायरिया में मसूढ़ों पर नींबू के रस को मलना लाभदायक होता है।
- कब्ज को दूर करने में नींबू अति उत्तम है। नींबू के रस को गर्म जल में मिलाकर प्रतिदिन रात को पीएं।
- नींबू के रस में थोड़ा-सा काला नमक व काली मिर्च मिलाकर पीने से अजीर्ण व मन्दागिन दूर होते हैं। आधे कटे हुए नींबू पर काला नमक, काली मिर्च व हिंग्वाष्टक चूर्ण डालकर व इसे गुनगुना करके चूसने से खट्टी डकारें, पेट का दर्द, छाती का दर्द, वायु विकार व अपचन में लाभ होता है तथा उदर-कृमि नष्ट हो जाते हैं।
- नौसादर अथवा हल्दी में नींबू का रस मिलाकर मलहम की तरह लगाने से दाद-खाज, खुजली में लाभ मिलता है।
- सफेद जीरे के चूर्ण में नींबू का रस मिलाकर सुखा लें। अब इसमें सेंधा नमक भी मिला दें। इस मिश्रण का सेवन करने से पाचन शक्ति का विकास होता है।
- पीलिया में केले में नींबू का रस निचोड़ कर सेवन करना लाभदायक है।
- अफारा में एक गिलास गाजर का का रस गुनगुना करके उसमें एक नींबू का रस मिला दें। थोड़ा-सा खाने वाला सोडा (सोडा बाईकार्ब) चाटकर रस पीलें, लाभ मिलेगा।
- चूने में नींबू का रस मिलाकर मकड़ी के काटे हुए स्थान पर लगाएं, दाने दूर हो जाएंगे।
- यदि जुकाम हो तो यह प्रयोग करें— एक नींबू पर गीली मिट्टी लपेट कर आग में भूनें। उसके बाद नींबू का रस निकाल कर पीने से जुकाम दूर हो जाता है।

- ❑ नींबू के रस में थोड़ी-सी चीनी मिलाकर पीने से पित्त शान्त होता है व जी मिचलाना भी बन्द हो जाता है।
- ❑ उल्टी की शिकायत होने पर थोड़े-से पानी में एक नींबू का रस निचोड़ कर उसमें थोड़ा-सा जीरा व छोटी इलायची पीस कर मिला लें। दो-दो घण्टे बाद इसका सेवन करें।
- ❑ प्रात:काल शौचादि से निवृत्त होने के बाद खाली पेट एक गिलास पानी में एक नींबू निचोड़ कर नियमित कुछ समय तक पीने से पुरानी कब्ज दूर होती है। साथ ही जी मिचलाना, भूख न लगना, गैस व पेट के अन्य रोगों से मुक्ति मिलती है।

भाषा भेद से नाम भेद—

संस्कृत—निम्बुक। **हिन्दी**—नींबू। **मराठी**—लिंबु। **गुजराती**—कागदी लिम्बू। **बंगला**—पतिलेंब। **तमिल**—एलुमिच्चै। **अंग्रेजी**—Lime.

❑❑

नाशपाती

परिचय

नाशपाती का वृक्ष मध्यम आकार का होता है। इसके पत्ते चौड़ाई लिए अंडाकार होते हैं और इसके फूल सफेद रंग के होते हैं। फूलों के बाद जुलाई-सितंबर माह में फल लगते हैं। इसके फल दानेदार होते हैं, जबकि कुछ फलों में रस और फाइबर ही होते हैं। कश्मीर, पंजाब और अन्य पहाड़ी देशों में नाशपाती की खेती बड़े पैमाने पर होती है। नाशपाती की खट्‌टी व मीठी दो किस्में हैं।

गुण

यह मधुर, अम्ल, रुचिकारकं, कामोत्तेजक, धातुवर्द्धक, वातशामक, रसायन और उष्णवीर्य वाली होती है।

उपयोग

खाने के लिए मीठी नाशपाती का प्रयोग करना श्रेष्ठ होता है और दवा के रूप में खट्टी नाशपाती का प्रयोग करना चाहिए।

घरेलू इलाज

- जिन लोगों को बार-बार प्यास लगती है, वे नाशपाती के रस में जीरा व काला नमक बुरक कर पीएं, तो बार-बार प्यास नहीं लगेगी।
- इसका एक कप रस सुबह व एक कप शाम को पिलाने से या 1-2 फल कच्चा खाने पर रुका पेशाब खुल कर आता है।
- लंबे समय से बीमार व्यक्ति नाशपाती को काट कर सुखाकर उसका चूर्ण कर लें। इस चूर्ण को आटे में मिला कर रोटी बना कर खाने से यह पथ्य का काम करती है।
- मीठी नाशपाती के 2 फल रोज खाने से फेफड़े, हृदय और मस्तिष्क की कमजोरी दूर होती है। उनकी कार्यशक्ति तेज होती है।
- जिनका पित्त ज्यादा विकृत हो, वह नाशपाती का सेवन करें तो पित्त प्रकुपित नहीं होगा और इससे खून की गर्मी भी शान्त पड़ जाएगी।

- जठर और यकृत यदि कमजोर हो रहें हों तो नाशपाती का सेवन करके, उन्हें ऊर्जा प्रदान कर सकते हैं।
- पेचिश, अतिसार या रक्तातिसार में खट्टी नाशपाती के रस का एक-एक कप सुबह-शाम या दिन में 3 बार सेवन बहुत आराम देता है।
- अरुचि और भूख कम लगने पर नाशपाती के साबुत फल को आग में हल्का सेंक कर उसके टुकड़े काट लें। उन टुकड़ों पर भुना पिसा जीरा, पिसी काली मिर्च व काला नमक बुरक कर खाना श्रेष्ठ होता है।

पपीता

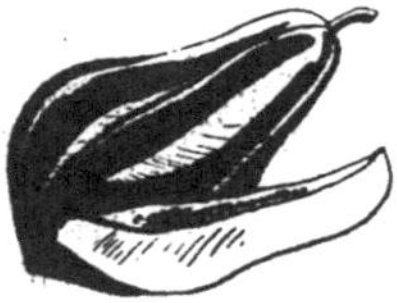

परिचय

यह ब्राजील देश का आदिवासी फल है पर भारत में भी सर्वत्र पैदा किया जाता हे। वृक्ष होते हुए भी इसके वृक्ष की आयु 4-5 साल की होती है। स्पेन में पपीता शब्द का प्रयोग एक अन्य विषैली औषधि ''स्ट्रिकनोस इग्नाटी'' के लिए भी किया जाता है। पपीता ''कैरीकेसी'' (Caricaceae) कुल का वृक्ष है। 4-5 साल में इसका फलना-फूलना बन्द हो जाता है और फिर इसका वृक्ष भी नष्ट हो जाता है।

गुण

यह हल्का, तीखा, कटु व तिक्त, रसयुक्त, उष्ण दीर्घ, गर्म, पाचक, हृदय को हितकारी, कफ, वातशामक, विपाक में कटु और ग्राही फल है। यह फल पकने पर मीठा, स्वादिष्ट और पित्तशामक हो जाता है। यह लिवर के लिए हितकारी, मूत्रल, कफ निकालने वाला, रक्तदोष और चर्मरोग का नाश करनेवाला, कब्ज, अग्निमांद्य और बवासीर रोग में लाभ करने वाला फल है।

उपयोग

इसका मुख्य उपयोग पके फल को अन्य फलों की तरह खाना है और कच्चे फल की सब्जी और अचार बनाना है। औषधि के रूप में इसके फल, पत्ते, बीज, दूध और दूध से प्राप्त होने वाले सत्व 'पेपेन' (Papain) को उपयोग में लिया जाता है। पेड़ के तने में चीरे लगा देते हैं जिनसे दूध निकलता है। यह दूध भी गुणकारी होता है। इसका दूध अत्यन्त पाचक, पसीना निकालने वाला, आर्तव लाने वाला, कुष्ठघन होता है।

घरेलू इलाज

- ❑ पपीता पेट साफ करता है, यकृत को बल देता है अतः यकृत की कमजोरी और कब्ज को दूर करने के लिए दोपहर को, भोजन के घण्टे भर बाद पकी हुई पपीते की सब्जी नियमित रूप से खानी चाहिए। इससे तिल्ली में भी लाभ होता है।

- पतले दस्त लगने पर कच्चे पपीते को पानी में उबालकर खाने से दस्त होने बन्द हो जाते हैं।
- इसके कच्चे फल का दूध बिच्छू के डंक लगे अंग पर लगाने से जहर का असर खत्म हो जाता है।
- कच्चे पपीते का एक चम्मच दूध प्रात: पीने से पेट के कृमि नष्ट हो जाते हैं। बच्चों के लिए यह प्रयोग उत्तम है।
- इसके फल का रस बवासीर के मस्सों पर लगाने से तीन चार दिन में मस्से ठीक हो जाते हैं। पका फल नियमित रूप से खाने से भी लाभ होता है।
- प्रतिदिन कच्चे पपीते की सब्जी बना कर खाने से स्त्रियों के स्तनों में दूध ज्यादा मात्रा में आने लगता है। पका फल भी खाना चाहिए।
- कच्चे फल का दूध लगाने से दाद, खाज, खुजली आदि चर्म रोग ठीक होते हैं। कच्चे फल का गूदा भी रगड़ें।

भाषा भेद से नाम भेद—

संस्कृत—एरण्ड कर्कटी। **हिन्दी**—अरण्ड ककड़ी, पपीता। **मराठी**—पपाया। **गुजराती**—पपयी। **बंगला**—पपेया। **तेलुगु**—बोप्पयी। **तमिल**—पप्पलि। **मलयालम**—पप्पायम्। **कन्नड़**—परेगीमारा। **फारसी**—दरख्त खुरपुजा। **अंग्रेजी**—Papaya **लैटिन**—Corica Papaya

फालसा

परिचय

यह एक छोटी जाति का झाड़ीनुमा वृक्ष होता है। उत्तरी भारत में बाग-बगीचों में यह बहुतायत से पैदा होता है। इसके पत्ते गोल और कंगूरेदार होते हैं। फूल बड़े, फल गोल जो कच्ची अवस्था में हरे और पकने पर करोंदे के समान भूरे या बैंगनी रंग के होते हैं। इसके फल और वृक्ष की छाल को उपयोग में लिया जाता है।

गुण

कच्चा फालसा कसैला, खट्टा, पित्तकारक तथा हल्का होता है। यह सेवन योग्य नहीं है। पका फालसा मीठा शीतल, विष्टम्भि, पुष्टिकारक, हृदय को प्रिय और पित्त जलन, रक्तविकार, ज्वर, क्षय, तथा वात को नष्ट करने वाला होता है।

उपयोग

यह वात (गैस) और पित्त के दोषों का शमन करता है, सूजन हटाता है, प्यास और जलन को शान्त करता है, हृदय तथा रक्त के विकार को दूर करता है तथा ज्वर व क्षय रोग में हितकारी होता है। गले की खराश और पीड़ा को दूर करता है।

घरेलू इलाज

- इसके पत्तों को पीसकर पुल्टिस की तरह बद (गांठ) पर बांधने से बद ठीक होती है।
- फालसे का शर्बत पीने से शरीर की जलन, बढ़ी हुई गर्मी, और प्यास मिटती है व तरावट आती है।
- पेशाब की रुकावट दूर करने के लिए इसकी जड़ का टुकड़ा, 15-20 ग्राम कूट करके एक गिलास पानी में रात को भिगोकर रख दें। सुबह इसे मसल, छान कर पी लें। 5-6 दिन यह प्रयोग करने पर यह रोग ठीक हो जाता है।
- इसकी जड़ का काढ़ा आधा कप मात्रा में बना कर सुबह शाम पीने से गठिया रोग में आराम देता है।

लीची

स्वाद और पौष्टिकता की दृष्टि से लीची श्रेष्ठ फलों में से एक है। नागपुर के संतरे, कश्मीर और हिमाचल प्रदेश के सेब देशभर में जितने प्रसिद्ध हैं, बिहार की लीची भी उससे कम नहीं है। लेकिन लीची साल में बहुत थोड़ी अवधि अर्थात्— तीन-चार माह तक ही बाजार में उपलब्ध रहती है। लीची बिहार का विशिष्ट फल है, विशेषकर मुजफ्फरपुर जिले की लीची न केवल बिहार वरन् भारत में सर्वश्रेष्ठ है।

परिचय

लीची मोटे छिलके सहित छोटे आकार का फल है। इसके छिलके के ऊपर कांटे जैसी गुलिकाएं होती हैं, जो पकने पर चिपटी हो जाती हैं। पकने पर इसके छिलके पर लुभावना गुलाबी या लाल रंग छा जाता है और फल का गुदा मुलायम पड़ जाता है। इसका गूदा बहुत स्वादिष्ट होता है, क्योंकि पकने पर इसमें एक भीनी-भीनी खुशबू और चीनी तथा अम्ल के अनुपात का विकास हो जाता है। फल के मध्य में एक बीज होता है। पके फल के के खाने योग्य भाग यानी गूदे को अधिचोल कहते हैं जो गद्‌देदार, रसदार, स्वच्छ, सफेद और मीठा होता है। ताजे पके फल में भारानुसार गूदा लगभग 90 प्रतिशत होता है।

उपयोग

हमारे देश में लीची ताजी खायी जाती है, यह एक स्वास्थ्यवर्द्धक फल है, यकृत (जिगर) और पीलिया के रोगियों के लिए इसका सेवन बहुत लाभदायक है। बढ़ा हुआ जिगर इसके सेवन से ठीक हो जाता है।

- ❑ लीची पाचक रसों को उत्पन्न करने में सहायता देती है। इसलिए इसके सेवन से पाचनतंत्र के दोष दूर हो जाते हैं।
- ❑ लीची के सेवन से अरुचि दूर हो जाती है और भूख खुलकर लगती है। लीची का सेवन मस्तिष्क की कमजोरी और स्मरण शक्ति की कमी में भी गुणकारी है। इसका सेवन हृदय की तेज धड़कन के रोगियों के लिए लाभदायक है। हाथ-पैर की जलन में लीची खाने तथा लीची के रस का सेवन करने से बहुत लाभ पहुंचता है। यह वीर्यवर्द्धक, नपुंसकतानाशक और वात-पित्तनाशक है, परन्तु यह कफवर्द्धक है इसलिए लीची खाने के बाद आधे घंटे तक पानी नहीं पीना चाहिए।

❑❑

शहतूत

परिचय

शहतूत के वृक्ष आमतौर पर बाग-बगीचों में पाये जाते हैं। इसके पत्ते अंजीर के पत्ते जैसे तीन कंगूरे वाले और नीम के पत्तों की तरह चारों तरफ चिह्न वाले होते हैं। इसके फल लम्बे, गुलगुले और मंजरी जैसे होते हैं। पक जानेपर यह बहुत मीठे हो जाते हैं।

गुण

पका शहतूत भारी, स्वादिष्ट, शीतल, पित्त तथा वात शामक होता है जबकि कच्चा शहतूत भारी, दस्तावर खट्टा, गर्म प्रकृति का और रक्त पित्त करने वाला होता है—अत: सेवन योग्य नहीं है।

उपयोग

यूनानी शास्त्रों के मतानुसार शहतूत के पत्ते गीली खुजली और गले में घाव (टांसिल्स) को ठीक करने वाले होते हैं। पत्तों का रस खुजली पर लगाने और पत्तों को पानी में उबाल कर काढ़ा करके इस पानी से गरारे करने से आराम होता है।

रासायनिक विश्लेषण

इसके 100 ग्राम खाने योग्य भाग में लगभग 70% ग्राम जल होता है, शेष 14 ग्राम में 10 ग्राम शर्करा, 4 ग्राम अन्य पौष्टिक तत्त्व होते हैं। इसमें पाये जाने वाले पौष्टिक तत्त्वों में थायमीन, नियामीन, विटामिन-बी-1, कैल्शियम, फॉस्फोरस, तांबा, मैगनीज, बोरांन, विटामिन-सी आदि प्रमुख हैं।

घरेलू इलाज

- गले की सूजन, दाह या कफ जमने पर शहतूत के अच्छी तरह पके फलों को धीरे-धीरे चूसकर शेष भाग को चबाकर खा लेना चाहिए।
- चिड़चिड़ेपन, खुन्नाक तथा सिर दर्द में इसके रस का सेवन करना चाहिए।

- ❑ कण्ठ रोगों में इसकी छाल का काढ़ा कुछ दिन लगातार लेना चाहिए, शहतूत के रस में हरे धनिए का रस या फिटकरी मिलाकर गरारे करना भी अच्छा रहता है।
- ❑ पेट में कीड़े हो गये हों, तो इसकी छाल या जड़ों का चूर्ण बनाकर तीन-चार तोला काढ़े की तरह उबाल कर पीना चाहिए, अच्छा हो रात को सोते समय लें। 4-5 दिन में पेट के कीड़े और अनपचे ताप नष्ट हो जायेंगे।
- ❑ तेज ज्वर में रोगी की प्यास मिटाने और कब्ज निवारण के लिए इसका शरबत पिलाएं।
- ❑ दाद तथा एग्जीमा पुराना हो तो भी शहतूत के पत्तों पर पनप रहे रेशम के कीड़े 2 नग शहतूत के पत्तों सहित लेकर पीस लें और 10 दिन लगातार लगाएं। अवश्य लाभ होगा।
- ❑ मानसिक रोगों, मिर्गी, पागलपन, औरतों के चिड़चिड़ेपन, हिस्टीरिया आदि के रोगियों को दिन में दो या तीन बार दो-दो तोला शहतूत के ताजे फलों का रस लगातार डेढ़-दो माह तक देना बहुत लाभदायक होता है।

भाषा भेद से नाम भेद—

संस्कृत—तूत। **हिन्दी**—शहतूत। **मराठी**—सेंतूत। **गुजराती**—शेतूत। **बंगला**—तूंद। **तेलुगु**—कम्बलि चेट्टु। **कन्नड़**—अमोर। **फारसी**—शिहातूत। **अंग्रेजी**—Mulberries **लैटिन**— Morus Indica

❑❑

संतरा

संतरे को नारंगी भी कहते हैं। इसका प्रयोग आमतौर पर चूस कर खाने या इसका रस निकाल कर पीने में किया जाता है। मौसम्बी के रस के साथ इसका रस मिला कर भी पीया जाता है। यह कच्चा होने पर हरा व पकने पर पीले रंग का हो जाता है।

परिचय

संतरा मीठा और खट्टा दो प्रकार का होता है। महाराष्ट्र में नागपुर, आसाम में सिलहट और उत्तर प्रदेश के पहाड़ी क्षेत्र में इसकी पैदावार विशेष रूप से होती है। संतरा (नारंगी) सारे देश में उपलब्ध होने वाला फल है अत: इसका परिचय देना जरूरी नहीं।

गुण

संतरा वातनाशक, दीपन, सुगंधित और खाने में विशेष रुचिकर होता है। स्वाद में खट्टा-मीठा और खट्टा होता है। इसके सेवन से प्यास, दाह, ज्वर, हृदयविकार और मुख की दुर्गंध नष्ट होती है। यह हल्का, तृप्तिकारी, स्मरण शक्ति और बलवर्धक है। पचने में जड़ एवं तासीर गर्म होती है, यह कब्ज को दूर कर दस्त साफ करता है, लेकिन अधिक सेवन से कफ वृद्धि होती है। इसमें विटामिन-ए और विटामिन-बी साधारण मात्रा में और विटामिन-सी विशेष रूप से पाया जाता है।

उपयोग

संतरे का उपयोग आमतौर पर रस पीने में किया जाता है। यह प्यास का शमन करने, शरीर में तरावट लाने और बढ़ी हुई उष्णता को सन्तुलित करने वाला फल है। उपवास के समय इसका रस पीना अच्छा रहता है। इसके अलावा इसका उपयोग घरेलू इलाज में भी किया जाता है।

रासायनिक विश्लेषण

संतरे में जल 87.8%, कार्बनिक पदार्थ 10.6%, प्रोटीन 0.1%, वसा 0.3%, कैल्शियम 0.05%, फॉस्फोरस 0.02% होता है। इसके प्रति 100 ग्राम में पोटैशियम 15.7 मि.ग्रा., मैग्नेशिया 12.9 मि.ग्रा., गंधक 9.3 मि.ग्रा., सोडियम 2.1 मि.ग्रा. होता है तथा प्रति 100

ग्राम में विटामिन-ए 350, विटामिन-बी 40 आ.रा. इकाई और विटामिन-सी 68 आ.रा. इकाई होता है। इसके 100 ग्राम रस से 49 कैलोरी ऊर्जा मिलती है।

घरेलू इलाज

- छोटे शिशुओं को मीठे संतरे का रस थोड़ी-थोड़ी मात्रा में प्रतिदिन पिलाने से उनका शरीर हृष्ट-पुष्ट होता है, रक्त शुद्ध रहता है, त्वचा उजली और स्वस्थ रहती है, हड्डियाँ मजबूत होती हैं, शरीर बलवान होता है और उसका विकास अच्छी तरह से होता है।
- इसका रस पीने और ताजा छिलकों को त्वचा पर रगड़ने से खाज-खुजली ठीक होती है।
- गर्भवती स्त्री को प्रतिदिन संतरे का सेवन अवश्य करना चाहिए। यह उसके शरीर और गर्भस्थ शिशु के लिए बहुत गुणकारी होता है। इसके छिलकों को सुखा कर चूर्ण कर लें। इस चूर्ण को चाट कर संतरे का रस पिलाने से गर्भवती को वमन और अतिसार में लाभ होता है।
- संतरे की कलियाँ चूसने से जी मिचलाना बन्द होता है। वमन के साथ संतरे की कलियाँ चूसनी चाहिए।
- संतरे के ताजे छिलके और चिरौंजी को कूट पीस कर लेप बना लें। इस लेप को सोते समय चेहरे पर लगाने और सूखने पर पोंछ कर सुबह धोने से मुंहासे ठीक होते हैं और त्वचा का रंग निखरता है।
- संतरे के छिलकों को 4 कप पानी में डाल कर उबालें। जब पानी एक कप बचे तब उतार कर छान लें और इसमें एक माशा हींग घोल लें। इस पानी को सुबह-दोपहर और शाम को 1-1 चम्मच शिशु को पिलाने से उसके पेट के कृमि नष्ट होते हैं। एक कप पानी सेवन करा देना पर्याप्त होगा।
- मसूढ़ों की खराबी और सड़न के कारण मुँह से दुर्गन्ध आती है, मसूढ़ों से खून गिरता है और वे पिलपिले हो जाते हैं। इस स्थिति को दन्तपूय यानी पायरिया (Pyorrhea) रोग कहते हैं। संतरे का रस प्रतिदिन पीने और इसके छिलकों के चूर्ण को दन्त मंजन में मिलाकर मसूढ़ों पर लगाकर मलने से इस रोग में लाभ होता है।
- इसका रस ज्वर के रोगी के लिए बहुत लाभदायक और बेचैनी से राहत दिलाने वाला होता है। रोगी को प्रतिदिन 5-6 संतरे सेवन कराने पर भी कोई नुकसान नहीं होता। इससे रोगी की प्यास का शमन होता है, शान्ति और राहत मिलती है। रोगी का मुँह सूखने पर या प्यास लगने पर संतरे की कलियाँ चूसने या रस पीने के लिए देना चाहिए। संतरे की कलियों का गूदा निकाल कर उस पर शक्कर डाल कर गर्म करें और रोगी को सेवन कराएँ। यह ज्वर और खांसी के

लिए फायदेमन्द है लेकिन खट्टे ज्वर रस वाले संतरे खांसी और कफ के रोगी के लिए कफकारक होने से कष्ट बढ़ाने वाली होती है, इसलिए कफ के रोगी को खट्टे संतरे का सेवन नहीं करना चाहिए।

भाषा भेद से नाम भेद—

संस्कृत—नारंग। **हिन्दी**—संतरा, नारंगी। **मराठी**—नारिंग, सन्तरे। **गुजराती**—नारंगी। **बंगला**—कामला लेपु। **तेलुगु**—दयाकाया, नारंगम्। **तमिल**—किचिलि, नारंगम्। **कन्नड़**—माधबला। **फारसी**—नारंज। **अंग्रेजी**—Orange **लैटिन**— Citrus Aurantium

❑❑

सेब

डाइटिंग करने वालों के लिए सेब एक बहुत उपयोगी फल है।

- **यह भूख पर नियन्त्रण रखता है**—सेब में पैल्टिन नामक फाइबर प्रचुर मात्रा में होता है। यह फाइबर आसानी से घुल जाता है और इसमें शरीर में पानी को बनाये रखने की बहुत अधिक क्षमता होती है। जब शरीर में अधिक पानी जमा रहता है, तो पेट भरा-भरा होता है और इसलिए जल्दी भूख नहीं लगती। सेब के खाने से पेट भरा-सा लगता है और अनावश्यक भोजन खाने की चाह नहीं होती।
- **पाचन में सहायक**—सेब का पैल्टिन शरीर में अधिक पानी पहुँचाकर और मल को मुलायम करके कब्ज की शिकायत को दूर करता है। पैल्टिन व सेब में पाये जाने वाले अन्य हल्के एसिड पेचिश में भी लाभदायक होते हैं,क्योंकि ये पाचन नली में जमा विषाक्त पदार्थ के साथ मिलकर उसे बाहर निकालने में सहायक होते हैं।
- **कम कैलोरी पहुंचाता है**—सेब का पैल्टिन शरीर में पचायी जाने वाली चर्बी को कम करता है। इसकी वजह से शरीर में कम कैलोरी पहुंचती है। पैल्टिन के कारण मल के द्वारा 40% चर्बी बाहर निकल जाती है।
- **कॉलेस्ट्रॉल घटाता है**—सेब के खाने से ब्लड कॉलेस्ट्रॉल का स्तर गिरता है। अध्ययन करने पर पता चला है कि जिन लोगों ने भोजन में सेबों का सेवन अधिक किया, उनका कॉलेस्ट्रॉल का स्तर 10% घटा। डाइटिंग करने वालों को अंडा, कलेजी एवं अन्य ऊंचे कॉलेस्ट्रॉल वाले भोजन के साथ प्रतिदिन सेब जरूर खाना चाहिए।
- **सिर का दर्द कम होता है**—शोध के अनुसार जो लोग नियमित रूप से सेब खाते हैं, उन्हें सिर में दर्द बहुत कम होता है। इससे पाचन दुरुस्त रहता है व ब्लड शुगर का स्तर कम रहता है और इन्हीं दोनों कारणों से सिरदर्द नहीं होता।

डाइटिंग करने वाले सेब ऐसे खायें

- नाश्ते में दलिए या अन्य सीरियल कॉर्नफ्लैक्स इत्यादि के ऊपर सेब के छोटे-छोटे टुकड़े डालकर खायें।

- सिरके में सेब के टुकड़े डालकर थोड़ा-सा जावित्री का पॉउडर डालकर खायें।
- सेब को टुकड़ों में काटकर उस पर नींबू का रस छिड़कें और थोड़ा-सा दालचीनी का पाउडर। अब प्यालियों में इन टुकड़ों को डालकर ऊपर से एकदम बर्फीला एप्पल जूस डाल कर खायें।
- अनन्नास की फांकों को कुचलकर उसमें सेब की पतली कटी फांकें व साबुत अंगूर मिलायें, ठण्डा करके खायें।
- सेब को कद्दूकस करके सलाद में मिलायें या चीज आमलेट में भर दें।

सेब को खाने का तरीका मनपसन्द हो तो कोई हर्ज नहीं पर इतना ध्यान रखें कि इसे खाने के चक्कर में ऐसी चीजों के साथ न खाएं, जिनमें कैलोरी बहुत हो।

❑❑

सिंघाड़ा

परिचय

सिंघाड़ा वैसे तो मामूली फल.है, लेकिन है बहुत उपयोगी। साथ ही गुणकारी भी। सर्दियों की उपज सिंघाड़ा सामान्यत: तालाब में पैदा होता है। इसके छिलके के भीतर दूधिया गिरी होती है जो रसदार और स्वादिष्ट होती है।

स्वास्थ्य के लिए सिंघाड़ा बहुत उत्तम फल है। इस फल में मैगनीज और पिष्ट बहुताधिक पाया जाता है, जो शरीर के अंदर सभी रोगों को समूल नष्ट कर देता है।

गुण

यह पेट के रोग, दस्त, रक्त, पित्त, रक्त-प्रदर, वात, कफ, पानी की कमी और फेफड़ों की बीमारियों को दूर करता है, इसलिए प्रकृति प्रदत्त सिंघाड़ा इन रोगों के लिए दवा के रूप में रामबाण माना जाता है।

आयुर्वेदिक विश्लेषण

सिंघाड़ा शीतल, स्वादिष्ट, पौष्टिक, वीर्यवर्द्धक, अतिसार रोधक, वातकारक, कफनाशक, रक्त-पित्त और शरीर की गर्मी दूर करने वाला औषधीय फल है। सिंघाड़ा शरीर में धातुओं को ही पुष्ट नहीं करता है, बल्कि यह स्वप्नदोष, धातुक्षय, नपुंसकता, ध्वजभंग और शीघ्रपतन जैसे रोगों के लिए भी बहुत लाभदायक है। 'आयुर्वेद' के अनुसार सिंघाड़े के नियमित सेवन से, कामोत्तेजना में वृद्धि होती है एवं आदमी के शिश्न तंतुओं को अनायास बल प्राप्त होता है।

उपयोग

सिंघाड़ा केवल भारत में ही नहीं होता बल्कि यह विश्व के सभी क्षेत्रों में किसी न किसी रूप में पैदा होता है। क्योंकि सिंघाड़े की सर्वमान्य उपयोगिता है। इसलिए पूर्वी एशिया के देशों में इसे खाद्य के रूप में पौष्टिक एवं दवा के रूप में ज्वरनाशक मानते हैं। दक्षिण एशिया में शरीर में जलन की शिकायत और अम्ल पित्त (एसिडिटी) को दूर करने के लिए सिंघाड़े को पीसकर उसकी फंकी लेने की सामान्य परम्परा है, जिससे बहुत लाभ होता है।

घरेलू इलाज

- सिंघाड़ा स्त्रियों के लिए फायदेमन्द है। साथ ही उनके भीतर के रोगों को दूर करने में अचूक दवा के रूप में सहायक भी। जिन स्त्रियों का गर्भाशय निर्बल हो गया हो, जैसे कि, उन्हें गर्भ न ठहरता हो या गर्भपात हो जाता हो, उन्हें सिंघाड़े का प्रयोग बहुत लाभकारी सिद्ध हो सकता है। 'ल्यूकोरिया' (श्वेत प्रदर) जैसी सामान्य बीमारी जो स्त्रियों के लिय अक्सर गम्भीर हो उठती है। उन्हें सिंघाड़े के हलवे का नियमित सेवन करना चाहिए, जिससे कि यह बीमारी उनसे सदा के लिए दूर हो जाए। गर्भवती महिलाओं के लिए सिंघाड़ा बहुत ही फायदेमन्द है। यदि इनको नियमित रूप से खाया जाए तो गर्भवतियों के सूखे और निस्तेज चेहरे पर फिर से यौवन की छाया चमकने लगती है।

  सिंघाड़े का हलवा, गर्भवतियों के लिए अन्य कई पौष्टिक पाकों और पेयों से उत्तम है। इसका हलवा बहुत स्वास्थ्यवर्द्धक, स्वादिष्ट और बहु-गुणकारी माना गया है, विशेषतः यह हलवा श्वेत प्रदर, गर्भाशय की कमजोरी, कमर-दर्द और पैरों की शक्तिहीनता को दूर करने के लिये बेजोड़ नुस्खा है। गर्भवती महिलाएं इसका सेवन बारह मास कर सकती हैं।
- सिंघाड़े के आटे का पेय भी बनाया जाता है जो उत्तम टॉनिक ही नहीं होता, बल्कि यह शरीर में स्फूर्ति और चैतन्यता भी जाग्रत कर सकता है। आंव, दस्त और प्रदर रोग में सिंघाड़े का रामबाणी पेय शरीर की सारी कमजोरी को दूर कर सकता है।
- शीतल प्रवृत्ति के लोग सिंघाड़ा सामान्य सेवन के रूप उदरस्थ करें, तो उसके साथ नमक, काली मिर्च और चीनी जरूर लें ताकि उनकी पाचन शक्ति और मजबूत रहें।

आंवला

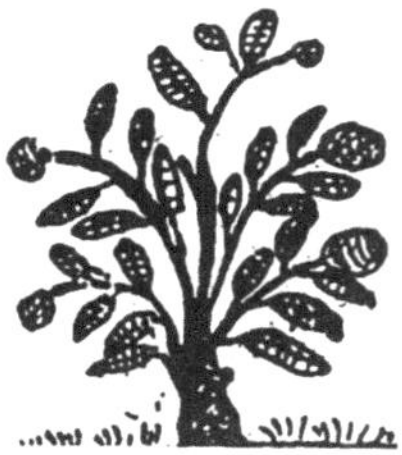

आंवला शीतलता प्रदान करता है, यह रुक्ष एवं हल्का होता है। शरीर में जलन एवं पित्त में लाभकारी है, आंवला मेद वृद्धि को दूर करने में सक्षम होता है। यह कफ वृद्धि को दूर करने में सक्षम होता है। यह बुखार की अवस्था होने पर पसीना लाकर ज्वर का शमन करता है। आंवला वमन-रोधक है, उल्टी होने पर इसके सेवन से उल्टी बंद होती है। यह अवस्था संबंधी रोगों में भी लाभकारी है तथा टूटी हुई अस्थियों को जोड़ने में सक्षम है।

घरेलू इलाज

- ❑ बवासीर रोग आजकल बहुतायत से फैलता जा रहा है, आयुर्वेद में इस रोग को दूर करने के अनेक उपाय बताये हैं। उन्हीं में से कुछ आंवले के भी हैं। इस रोग में पित्त की प्रधानता के कारण मस्से से भी रक्तस्राव होता है। अत: भोजन में आंवला का प्रयोग ज्यादा करें। आंवले का प्रयोग करने से पित्त का शमन होता है। जिससे रक्तस्राव बन्द होकर मस्सा दूर होता है। भोजन में आंवले के प्रयोग का सबसे सरल उपाय यही है कि हरा या सूखा जैसा भी आंवला हो, उचित मात्रा में सब्जी-दाल में खटाई की जगह डाल दिया करें। यदि आंवला सुखाकर कूट-पीसकर चूर्ण करके डालें तब भी ठीक है।
- ❑ आमवात रोग बड़ा ही कष्टकारक होता है, इस रोग में हड्डियों के जोड़ों पर सूजन आना, काम करते समय या वैसे भी जोड़ों में दर्द रहना आदि लक्षण उभरते हैं। जिसे यह रोग लग जाता है, वह इसके कष्टकारी उपद्रवों से बेहद परेशान रहता है। ऐसे कष्ट साध्य आमवात रोग में भी आँवले का प्रयोग निम्नलिखित प्रकार से करना चाहिए।

  आंवला- 50 ग्राम, पुराना घी- 30 ग्राम (एक मात्रा)

  पुराने घी में आंवला के रस को अग्नि में पकाकर प्रयोग में लाना चाहिए। इस प्रकार के सिद्ध घी के सेवन से आमवात थोड़े ही दिनों में दूर हो जाता है।
- ❑ दांत निकलते समय बच्चों में हरे पीले दस्त, ज्वर आदि के लक्षण उत्पन्न हो जाते हैं। बच्चा कमजोर हो जाता है। ऐसी अवस्था में बच्चे को आंवला रस में

मिश्री या शहद मिलाकर प्रयोग कराने से दांत निकलते समय की अवस्था में उत्पन्न लक्षणों में कमी आकर दांत आसानी से निकलते हैं।

- क्षय रोग की प्रारंभिक अवस्था में आंवला बड़ा ही गुणकारी पाया गया है। इसमें क्षय रोग प्रतिरोधक क्षमता है। आंवला से बनाया हुआ च्यवनप्राश अवलेह क्षय रोग में बड़ा उपयोगी है। इसका नियमित प्रयोग करने से क्षय रोग दूर हो जाता है।
- मस्तिष्क रोगों में आंवला तेल के प्रयोग से रक्त का संचार सुचारू रूप से होकर मस्तिष्क को बल प्रदान करता है। सिर दर्द, आँखों में जलन तथा मानसिक थकान में इसके तेल की मालिश श्रेयस्कर मानी गई है।
- सिर में चोट लगने पर, सिर में रक्त संचय हो जाने पर आंवला को घी के साथ मिलाकर क्षत स्थान पर और सिर पर लेप कर देना चाहिए। चौंसठ तोले तिल का तेल आंवले के अट्ठाईस तोले रस में पुण्डरीक की लकड़ी, मुलहठी, पिप्पली, लाल-चन्दन, नीलोफर प्रत्येक एक तोला का कल्फ डालकर विधिपूर्वक तेल पका लें। सिर के सब रोगों में यह नाक के अंदर टपकाने से लाभ करता है।
- कैसी भी खुजली हो। चमेली का तेल एक छोटी शीशी में लेकर उसमें आंवला का चूर्ण मिलाकर मलने से वह दूर होकर शान्त हो जाती है।
- कब्ज होने पर त्रिफला चूर्ण अत्यंत उपयोगी है। एक भाग हरड़, दो भाग बहेड़ा तथा चार भाग आंवला लेकर उनकी गुठलियाँ निकाल कर कूट-पीसकर बारीक चूर्ण कर लें। 1-2 चम्मच गुनगने पानी अथवा दूध के साथ रात को सोते समय लेने से प्रात:काल पेट साफ हो जाता है।
- मधुमेह होने पर सूखे आंवले तथा जामुन की गुठली का चूर्ण बराबर मात्रा में लेकर उनका चूर्ण बना लें। इसकी 1-1 बड़ी चम्मच की मात्रा सुबह-शाम गाय के दूध के साथ सेवन करें।
- सूखे आंवले का चूर्ण मूली के रस के साथ सेवन करने से पथरी गल जाती है।
- धातु रोग, स्वप्नदोष, वीर्य विकार आदि के लिए आंवले का मुरब्बा अथवा चूर्ण के साथ सेवन करें।
- थोड़े से सूखे आंवले लेकर रात को कांच के अथवा मिट्टी के बर्तन में पानी डालकर भिगो दें। प्रात: काल इसी जल से आंखें धोने से आंखों की अनेक बीमारियाँ जैसे लाली, जलन, कीचड़ अथवा पानी आना दूर होता है। नेत्र ज्योति बढ़ती है।
- आंवला, हरड़, बहेड़ा, सौंठ, काली मिर्च और पीपल इनका समान मात्रा में लेकर चूर्ण बना लें। इसका 1-1 चम्मच चूर्ण सुबह-शाम शहद के साथ प्रयोग करें तो खांसी में लाभ होगा।
- सूखे आंवले को चायपत्ती की जगह उबालकर, दूध, चीनी डाल कर चाय जैसी बनाकर पीएं तो मुखड़ा सुन्दर-सलोना बनेगा, शरीर में स्फूर्ति के साथ तंदुरुस्ती भी प्राप्त होगी।

गन्ना (ईख)

गन्ने से परिचित तो सभी हैं पर इसका सेवन सभी लोग नहीं करते। कुछ दुकानों पर मशीन से गन्ने का रस निकाल कर बेचा जाता है। गन्ने का निकला हुआ रस पीना अच्छा तो है पर रस पीने की अपेक्षा, इसे छील कर और टुकड़े (गंडेरियाँ) करके चूसना अधिक निरापद, शुद्ध तथा सुपाच्य होता है, क्योंकि 'गुरुर्विदाही विष्टम्भी यान्त्रिकस्तु प्रकीर्तित' (सुश्रुत संहिता) के अनुसार यन्त्र (मशीन) से निकाला हुआ रस भारी, दाहकारी, कब्जकारक होने के साथ ही संक्रामक कीटाणुओं से युक्त भी हो सकता है।

परिचय

आयुर्वेद में गन्ने की 13 जातियों की चर्चा की है, जिनके नाम इस प्रकार हैं— 1. पौण्ड्रक, 2. भीरूक, 3. कोशक, 4. कान्तार, 5. शतपोरक, 6. तापसइक्षु, 7. काण्डेक्षु, 8. सूचिपत्रक, 9. नैपाल, 10. दीर्घपत्रक, 11. नीलपोर, 12. मनोगुप्त और 13. वंशक।

गुण

गन्ना मधुर, भारी, शीतल, स्निग्ध, बल एवं शुक्रवर्द्धक और रक्त व पित्त दोषों का शमन करने वाला है, किन्तु अधिक मात्रा में इसका सेवन कफ और आंत्रकृमि को जन्म देता है। गन्ना जड़ की ओर से खूब मीठा, मध्य भाग में जड़ की अपेक्षा कम मीठा और इसका ऊपरी हिस्सा स्वाद में थोड़ा खारापन लिए होता है।

गन्ने का रसपान दो तरह से किया जाता है। एक सीधे मुँह में चूस कर और दूसरे यन्त्र से निकालकर। मुँह से चूसकर किया जाने वाला रसपान ज्यादा अच्छा होता है। क्योंकि यह रस अपने प्राकृतिक गुणों को कायम रखता है, जबकि यंत्र द्वारा निकाला गया रस पचने में थोड़ा भारी और वायुकारक होता है। गन्ने को चूसने से दांतों और मसूड़ों को व्यायाम मिलता है और दांत साफ व मजबूत बन जाते हैं।

उपयोग

- गन्ने का प्रमुख उपयोग शक्कर, गुड़, खाण्डसारी, राब और मिश्री बनाने में किया जाता है और सामान्य रूप में इसका रस पीया जाता है। आयुर्वेद ने गन्ने को चूस कर खाना अच्छा बताया है। दांतों से दबा कर रस चूसने पर गन्ना दाहकारी नहीं होता और इससे दांत मजबूत होते हैं अतः गन्ना चूस कर सेवन करना चाहिए।

- गन्ने में कैल्शियम, मैगनीज, फॉस्फोरस, आयरन आदि पौष्टिक तत्व होते हैं, इसके अलावा इसमें विटामिन 'ए', 'बी' एवं 'सी' पर्याप्त मात्रा में मिलते हैं।

घरेलू इलाज

- खूनी दस्त आते हों तो गन्ने के रस में अनार का रस मिलाकर सेवन करें। यह खूनी दस्त को बहुत जल्द काबू में लाता है।
- रक्त की कमी में यदि गन्ने का नियमित सेवन किया जाए और रस में चावल की खीर पकाकर खाई जाए तो बहुत जल्द शरीर में नवीन रक्त बढ़ने लगता है।
- पेट में वायु हो तो अच्छे गन्ने का ताजा रस उबालकर उसमें आधा नींबू निचोड़ दें। इसमें थोड़ा काला नमक और अदरक डालकर पीएं। इससे वायु विकार रोग का नाश होता है।
- हालांकि सूजाक बहुत भयानक रोग है, किन्तु गन्ने के रस में आंवले का रस मिलाकर नियमित सेवन करें तो रोगी अच्छा हो जाता है।
- ताजे रस को थोड़ा-सा गर्म करके उसमें थोड़ी काली मिर्च और सेंधा नमक पीसकर मिला दें। इसके सेवन से खांसी मिट जाएगी तथा फेफड़े भी मजबूत हो जाएंगे।
- गन्ने का रस पीने से मूत्र खुल कर आता है। मूत्र विकार के रोगी यदि इसका रस पीएं तो मूत्र आने में कोई समस्या नहीं होती है। मधुमेह, सर्दी-जुकाम आदि रोगों में तथा पेट के कीड़े की शिकायत हो तो गन्ने का रस नहीं पीना चाहिए।

वर्जित

मधुमेह के रोगी, निर्बल पाचन शक्ति वाले, पीनस के रोगी, कृमि रोग वाले, कफ के रोगी तथा जिनके मुँह से दुर्गन्ध आती हो—ऐसे व्यक्तियों को गन्ने का रस नहीं पीना चाहिए। दाँतों के रोगी, पायरिया के रोगी और कमजोर मसूढ़ों वाले रोगियों को गन्ना चूस कर सेवन नहीं करना चाहिए। गन्ने का रस यदि चरखी (यंत्र) से निकाला हुआ हो तो यह देख लेना चाहिए कि रस को शुद्धतापूर्वक निकाला जा रहा है या नहीं। गन्दे ढंग से निकाले गये रस का सेवन करने पर संक्रामक रोग होने की पूरी-पूरी आशंका रहती है। इसलिए गन्दे ढंग से निकाला गया रस नहीं पीना चाहिए।

भाषा भेद से नाम भेद—

संस्कृत—इक्षु। **हिन्दी**—ईख, गन्ना। **मराठी**—ऊसी। **गुजराती**—झेरडी। **बंगला**—इक्षु, आक। **तेलुगु**—चिरगु। **तमिल**—कारूम्बु। **फारसी**—नेशकर। **अंग्रेजी**—Sugar cane **लैटिन**— Saccharum Album

गाजर

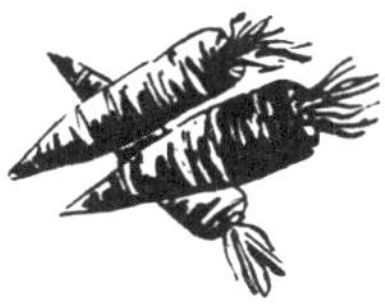

मानव को प्रकृति से मिला हुआ एक अनोखा उपहार है, गाजर। गाजर न केवल व्यक्ति को तंदुरुस्त बनाती है बल्कि सुन्दर भी बनाती है। गाजर के सेवन से खून बढ़ता है और चेहरे पर लालिमा झलकती है। गाजर विटामिन युक्त फल भी है और सब्जी भी।

परिचय

गाजर अनेक किस्म की होती हैं। भारत में मिलने वाली अधिकतर गाजर लाल रंग की होती है, जबकि विदेशों में गुलाबी रंग की गाजर पाई जाती है। लाल और शंकु आकार की गाजर बेहद रुचिकर होती है। इसकी उपज जमीन के भीतर होती है। यह सीधी, अनेक शाखा युक्त होती है। इसके पत्ते पक्षवत कई भागों में विभक्त होते हैं। भारत में यह सभी जगह पायी जाती है।

गुण

गाजर मधुर और तिक्त रसयुक्त, तीक्ष्ण, उष्ण, अग्निदीपक, लघु, ग्राही तथा रक्तपित्त, अर्श, ग्रहणी, कफ, एवं वात को दूर करने वाला होती है। यह पेट की अग्नि तेज करने वाली है, गाजर मल की प्रवृत्ति को रोकती है, बवासीर, कफ और वात विकार को दूर करती है। इसके सेवन से पेट हल्का व साफ रहता है। बलवर्द्धक होने से शरीर को पुष्ट करती है।

उपयोग

विटामिन 'ए' जीवन सत्व प्रचुर मात्रा में मिलता है। इसमें प्रोटीन, वसा, कार्बोहाइड्रेट, कैल्शियम, गंधक, फॉसफोरस होता है। लाल रंग की गाजर में केरोटिन होता है।

घरेलू इलाज

- गाजर को उबालकर, उसका सूप बनाकर पीने से अधिक दस्त में लाभ मिलता है।
- सूजन के रोग को नमक एवं खटाई रहित गाजर का साग प्रतिदिन खाने तथा मिठास का त्याग करने से अत्यंत लाभ मिलता है। यदि चाहें तो गाजर के रस पर भी रह सकते हैं।

- 200 ग्राम गाजर के रस में 200 ग्राम बकरी का दूध मिलाकर धीमी आंच पर गर्म करके उबालें। जब केवल दूध की मात्रा बच जाए तो इसे ठंडा कर लें। दिन में तीन बार एक-एक कप करके पीने से टी.बी. रोग में लाभ मिलता है।
- प्रतिदिन के भोजन में अगर आप नियमित रूप से 100 ग्राम गाजर को (कच्चा अथवा व्यंजन के रूप में) शामिल कर लें तो कभी रक्त की कमी (ऐनिमिया) की शिकायत नहीं होगी।
- गाजर के रस में चुकन्दर, खीरा या ककड़ी का रस प्रत्येक 100-100 ग्राम मात्रा में मिलाकर सुबह-शाम पीने से पथरी गलकर निकल जाती है और मूत्राशय की सूजन भी दूर हो जाती है।
- समान मात्रा में गाजर व पालक का रस मिलाकर नियमित 40 दिन तक पीने से नजर की कमजोरी दूर हो जाती है।
- गाजर के पत्तों के दोनों तरफ घी लगाकर गरम कर उसका रस निकालें। यह रस करीब एक-एक बूंद कान एवं नाक में डालें। छींक आते ही सिरदर्द दूर हो जएगा।
- गाजर को महीन पीसकर सूंघने से हिचकी दूर होती है। इसके अलावा गाजर के रस की चार-पाँच बूंदें दोनों नासाछिद्रों में डालने से हिचकी एवं सांस में आराम मिलता है।
- बच्चों को गाजर का रस पिलाने से उनके दांत सरलता से निकलते हैं और दूध भी ठीक से हजम होता है।
- त्वचा रोग में गाजर का रस पीने से लाभ होता है। गाजर को कद्दूकस करके आग पर थोड़ा सेंक लें, फिर इसमें सेंधा नमक मिलाकर रोगग्रस्त स्थान पर पुल्टिस जैसा बांध दें। कुछ ही दिनों के नियमित प्रयोग से दाद, खाज, खुजली, एक्जिमा आदि त्वचा के रेाग दूर हो जाएंगे।
- जिस महिला का गर्भ स्थिर न रहता हो, उसे गाजर के रस में समान मात्रा में बकरी का दूध मिलाकर प्रतिदिन पिलाने से गर्भ ठहरने में सहायता मिलती है।
- अपनी मुरझाई आंखों में चमक प्रदान करने के लिए एक कच्ची गाजर रोज खाएं।
- यदि बाल उम्र से पहले ही सफेद हो रहे हों या बाल झड़ रहे हों तो, गाजर का रस दिन में एक बार अवश्य लें।
- त्वचा को कमनीय बनाने तथा निखारने के लिए बेसन, दूध, शहद, पिसा बादाम— इन सबको गाजर के रस में मिलाकर चेहरे व शरीर पर उबटन की तरह लगाएं।

टमाटर

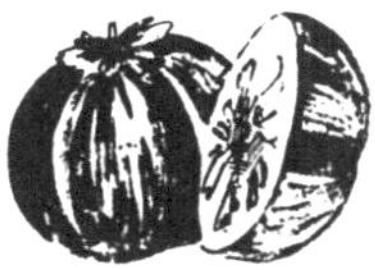

यदि कोई सदाबहार और बहुतायत से प्रयोग में आने वाली, सभी मौसमों में खाई जाने वाली सब्जी है तो वह है—टमाटर।

परिचय

इसका पौधा 1 से 1½ फीट तक ऊंचा होता है। इसके पत्ते छोटे-छोटे होते हैं। यह कच्चा रहने पर हरा और पकने पर लाल हो जाता है। इसको तो सभी जानते हैं इसलिए इसका परिचय देना जरूरी नहीं।

गुण

टमाटर हमारे शरीर में रक्त की लालिमा को बनाये रखने के साथ-साथ पेट की सफाई भी करता है। टमाटर अनेक खनिज पदार्थों और पौष्टिकता से भरपूर होता है। यह आंतों को साफ करके गुर्दे को सही काम करने में बड़ी सहायता देता है। शरीर को तो पुष्ट बनाता ही है साथ ही हृदय की धड़कन को नियमित भी करता है। पोटाशियम की मात्रा के रहते आँखों की रोशनी को बल देता है और दृष्टि दोष मिटाता है। इसका दोष सिर्फ यह है कि इसके बीज पेट के अन्दर एकत्रित होकर पथरी को बढ़ावा देते हैं लेकिन ऐसा तभी होता है जब किसी व्यक्ति को पहले से ही पथरी का रोग हो। इसके असर को समाप्त करने का एक आसान तरीका यह है कि ज्यादा से ज्यादा पानी पीना चाहिए।

घरेलू इलाज

- ❑ रक्त की कमी को दूर करने के लिए टमाटर बड़ा उपयोगी है। टमाटर में लौह की मात्रा बहुतायत में होने के कारण यह रक्त को साफ कर रक्त कमी को पूरा करने में समर्थ है। लौह के साथ ही टमाटर में ताँबा भी भरपूर होता है जो रक्त को गाढ़ा और ठीक लाल बनाने में उपयोगी होता है। किन्तु यह ज्यादा फायदा तभी करता है जब यह कच्चा खाया जाये या इसका जूस निकालकर पिया जाये। सिर्फ इसके बीज ही इतने उपयोगी नहीं होते जितना टमाटर का शेष भाग।

- टमाटर से शरीर के काले धब्बों को भी दूर किया जा सकता है। यदि शरीर पर जले हुए के निशान या दाग हों और किसी अन्य कारण की वजह से कोई काला दाग हो गया हो तो टमाटर से उसे दूर कर प्राकृतिक चर्म रंग में बदला जा सकता है। इसके लिए टमाटर का उतना बड़ा टुकड़ा काटिये जितना बड़ा दाग है और उस टुकड़े को दाग पर लगा दीजिये। अच्छा यह होगा कि रात्रि के समय इस क्रिया को करें। इस क्रिया को एक सप्ताह तक नियमित करते रहें। इसका परिणाम अच्छा निकलेगा और शरीर से काला दाग दूर होकर स्वाभाविक त्वचा के रंग में बदल जायेगा।
- यदि शरीर की त्वचा खुश्क हो जाये तो नियमित टमाटर का जूस सुबह तथा शाम को पीयें। यदि सर्दी का मौसम हो तो इसमें थोड़ा-सा हल्का गर्म पानी मिला लें। इसके अतिरिक्त दस ग्राम टमाटर के रस में दो गुना तेल मिला कर शरीर पर मालिश करें और आधे घंटे के बाद स्नान करें। इससे दो एक दिन में ही खुश्क हो गई त्वचा नर्म हो जायेगी तथा स्वास्थ्य को भी लाभ होगा।

❑❑

अरबी

परिचय

सभी परिचित हैं अरबी से, क्योंकि यह पूरे भारत में पायी जाती है। इससे कई व्यंजन बनते हैं। इसकी गिनती कन्द में भी की जाती है। ये गर्मी व वर्षा दो ऋतुओं में पाई जाती है। इसका पौधा डेढ़-दो फुट ऊंचा होता है। पत्ते हृदयाकार तथा चौड़े होते हैं और कन्द 6 इंच से 24 इंच तक लम्बे व छोटे-बड़े कई आकार में होते हैं।

गुण

अरबी शीतल, भूख बढ़ानेवाली, बलवृद्धि करने वाली, मल को बांधनेवाली, दूध बढ़ाने वाली है। इसके अधिक सेवन से पेशाब अधिक होता है व वायु की वृद्धि होती है। इसके कन्द के सेवन से पुरुषों में धातुवृद्धि होती है। इसकी कई किस्में होती हैं, पर काली अरबी ही उत्तम मानी जाती है। अरबी रक्तपित्त को दूर करती है, दस्त रोकती है तथा वायु का प्रकोप करती है। अरबी के कन्द के रस में आइलेस नामक तत्व मिलता है। इसमें कार्बोहाइड्रेट व प्रोटीन भी होता है। यह आलू की अपेक्षा डेढ़ गुना अधिक पोषक होती है, इसमें विटामिन 'ए' व 'बी' कैल्शियम तथा फॉस्फोरस पर्याप्त मात्रा में मिलता है। अरबी के पत्ते भी कम पौष्टिक नहीं होते। इनमें भी विटामिन 'ए' व 'सी' काफी होता है। इसमें कैल्शियम अक्जेलेट होने के कारण यह गले को काटते हैं इसलिए इसमें खाने का सोड़ा डालकर ही सब्जी आदि बनाते हैं। इसकी पत्ती और कंद दोनों से विभिन्न प्रकार के व्यंजन बनते हैं। चिपचिपाहट कम करने के लिए सब्जी में थोड़ा-सा नींबू का रस या अमचूर डाल दें।

- बच्चों को दूध पिलाने वाली महिलाएँ अरबी की सब्जी आदि का सेवन बराबर करें, तो उनके स्तनों में दूध की वृद्धि होती है।
- अरबी के कोमल पत्तों के रस में भुना-पिसा जीरा डाल कर पीने से बढ़े हुए पित्त का प्रकोप कम हो जाता है।
- अरबी के पत्तों को डंठल के साथ साफ करके उबाल लें, जब खूब उबल जाए तो पानी को छान लें। इस पानी में घी मिलाकर 3-4 दिन तक लेने से वायु गुल्म में काफी लाभ होता है।

- ❑ बच्चों या बड़ों को पेशाब करते समय मूत्रमार्ग में जलन हो तो अरबी के पत्ते का कच्चा रस 2-2 चम्मच 3-4 दिन तक लगातार पीने से ही जलन खत्म होती है।
- ❑ अरबी के पत्ते डंठलों को जला कर उसकी राख नारियल या तिल के तेल में मिलाकर फोड़े पर लगाने से वह शीघ्र ठीक हो जाता है।
- ❑ चोट लगे स्थान पर बहते खून को रोकने के लिए इसके पत्ते का रस निकाल कर लगाने से घाव जल्दी ठीक होता है।
- ❑ यकृत के बढ़ने पर अर्श रोग के रोगी को अरबी के कन्द या पत्ते का शाक खिलाना चाहिए।

भाषा भेद से नाम भेद—

हिन्दी—अरूई, अरबी, घुइयां। **मराठी**—अललवाचा कान्दा, आलू। **गुजराती**—अलबी। **बंगला**—काचू। **तेलुगु**—चम्पडुप्मा। **तमिल**—शिमले। **कन्नड़**—केसवे। **लैटिन**— कोलोकेसिया एन्दीकोरम।

❑❑

करेला

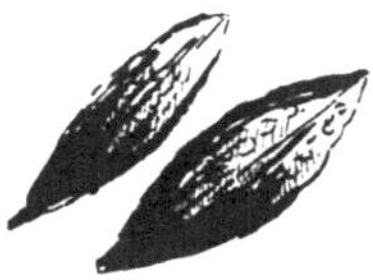

गर्मी के मौसम में करेले की पैदावार होती है। इसका स्वाद वस्तुत: कड़वा होता है, पर इसके गुणों के कारण यह काफी उपयोगी भी है। इसकी सब्जी आदि भी लोग बड़े चाव से खाते हैं।

कड़वे करेले में कई औषधीय गुण समाए हैं। मनुष्य शरीर के लिए यह परम हितकारी है। हमारे देश में पुराने जमाने से लोग इसके साग का भोजन में उपयोग करते आए हैं। हमारे आहार में षट्रस यानी मधुर, खट्टा, नमकीन, तीखा, कसैला एवं कड़वा सभी स्वादों का होना जरूरी होता है। यह जानकारी उन लोगों को भी थी।

करेला कड़वा पाचन शक्ति बढ़ानेवाला, लघु, गर्म, शीतवीर्य व पथ्य होता है। करेले का सेवन करने से अरुचि, कफ, वायु, रक्तदोष, बुखार, कीड़े, पित्त, पीलिया और कोढ़ दूर होते हैं। इसके ढेंप सहित पत्ते पौष्टिक हैं और वे उल्टी और दस्त कराते हैं।

करेले में प्रोटीन, चर्बी, कार्बोजित पदार्थ, खनिज, कैल्शियम, फॉसफोरस, लोहा व विटामिन 'ए', 'बी', 'सी' प्रचुर मात्रा में पाए जाते हैं।

घरेलू इलाज

- करेले के पत्तों का रस 50 मि.लि. में थोड़ी सी हींग मिलाकर पिलाने से पेशाब बहुतायत से होता है।
- इसके पत्तों को पत्थर पर घिसकर चटनी जैसा लेप बनाकर लेप लगाने से त्वचा के रोग मिटते हैं। इस लेप से आग से जलने पर उत्पन्न व्रण भी ठीक हो जाता है।
- ताजे करेले को कूटकर पानी निकालकर प्रत्येक दिन जलोदर के रोगी को पिलाने से रोग दूर होता है।
- करेले का भर्ता बनाकर खाने से गठिया की सूजन कम होती है।
- करेले के टुकड़ों को छाया में सुखाकर-पीसकर महीन चूर्ण बना लीजिए। 6 ग्राम चूर्ण पानी के साथ सेवन करने से मधुमेह के रोगी को लाभ मिलेगा।
- करेले के 3 बीज और 3 काली मिर्च को पत्थर पर पानी के साथ घिसकर बच्चों को पिलाने से उनकी उल्टी बन्द हो जाती है।
- इसका फल या पत्ते का रस एक चम्मच शक्कर मिलाकर खिलाने से खूनी बवासीर में लाभ होता है।
- करेले के पत्तों को सेंककर सेंधा नमक मिलाकर खाने से अम्लपित्त के रोगियों को भोजन से पहले होने वाली उल्टी बन्द हो जाती है।

खीरा

गर्मियों में तरावट लाने वाले फलों में खीरे का महत्वपूर्ण स्थान है, लेकिन इसका महत्व सिर्फ यहीं तक सीमित नहीं है, क्योंकि इसमें स्वास्थ्य रक्षक कई महत्वपूर्ण प्राकृतिक लवणों का भंडार है। गर्मियों में पसीने के द्वारा सोडियम पोटैशियम का अंश शरीर से निकलता रहता है। जिसकी भरपाई खीरा जैसे फल खाने से सहजता से होती रहती है। यही नहीं खीरा के नियमित प्रयोग से ग्रीष्म ऋतु में उत्पन्न होने वाली कई शारीरिक तकलीफों यथा लू लगने की संभावना, त्वचा की रुक्षता, शरीर की ऐंठन आदि से बचा जा सकता है।

आयुर्वेदिक ग्रन्थों के अनुसार खीरा, शीतल, मधुर, रुचिकारक, पौष्टिक और मूत्र-दोषों का नाश करने वाला होता है।

खीरा को उत्तम पित्तशामक कहा गया है और इसे पित्तदोष से उत्पन्न विकारों जैसे— अम्लपित्त, तृष्णा, शारीरिक दाह, नकसीर, सिरदर्द आदि में उपयोगी माना गया है।

आयुर्वेद में खीरा के बीजों का प्रयोग सबसे ज्यादा मूत्र-पथरी को गला कर नष्ट करने और मूत्र में खुलासा लाने में किया जाता है। वैसे इसके बीजों को आयुर्वेद ने काफी पौष्टिक और रतिशक्तिवर्द्धक माना है।

घरेलू इलाज

- एक गिलास पानी में खीरे के बीजों का चूर्ण तीन ग्राम, छोटी इलायची का चूर्ण एक चुटकी मिला कर पीने से छोटी मूत्र-पथरिया गल कर नष्ट हो जाती है।
- खीरे के बीज, दूध और मिश्री की खीर बनाकर रात में खाने से नाक से खून गिरने की शिकायत दूर हो जाती है। ऐसे लोगों को दिन में कोमल खीरे का सेवन पर्याप्त रूप में करना चाहिए।
- खीरे के रस में जीरे का चूर्ण मिलाकर रोज पीने से अम्लपित्त के रोगियों को काफी लाभ मिलता है।
- बालों के झड़ने में खीरे के रस में नींबू का रस मिला कर बालों की जड़ में मालिश करें। थोड़ी देर बाद धो डालें, बालों का झड़ना तो रुकेगा ही, इनकी प्राकृतिक चमक भी निखर उठेगी।

- खीरे के रस में पिसी हल्दी और नींबू का रस मिलाकर उबटन लगायें। ऐसा नियमित रूप से करने और खीरे का सलाद खाते रहने से चेहरे के दाग और झुर्रियों से छुटकारा मिलता है और चेहरा सुन्दर, स्वच्छ और सुकोमल हो उठेगा।
- खीरे के एक चम्मच रस में एक चम्मच पुदीने का रस और काला नमक मिला कर पीने से अपच, पेट का दर्द, खट्टी डकारों से राहत मिलती है।
- आंखों के स्याह घेरे होने पर रात को सोने से पूर्व स्याह भाग पर खीरा और आलू के रस को मिलाकर रुई के फाहे से लाभ होता है।

❑❑

गोभी

हरे पत्ते वाली सब्जियों में पत्तागोभी का स्थान महत्वपूर्ण है। इसे बंदगोभी और करमकल्ला भी कहा जाता है। पत्ता गोभी का लैटिन नाम ब्रेर्टिका ओलेरेसिया वार केपिटेटा है। फ्रांस, वेल्स तथा दक्षिण इंग्लैंड पत्ता गोभी का मूल स्थान है। पत्ता गोभी को सब्जी के रूप में भी खाया जाता है और सलाद के रूप में भी।

सलाद के रूप में पत्ता गोभी का सेवन करने से इसके पोषत तत्वों का अपेक्षाकृत अधिक लाभ उठाया जा सकता है।

पत्तागोभी मधुर, तीक्ष्ण, ग्राही, शीतल, पाचक, हल्की हृदय को बल प्रदान करने वाली और थोड़ी वात-कारक होती है। पत्ता गोभी कफ, पित्त, कुष्ठ, खांसी और रक्त विकार में भी उपयोगी है। सौ ग्राम पत्ता गोभी का सेवन करने से 27 कैलोरी ऊर्जा प्राप्त होती है। पत्ता गोभी रोग प्रतिरोधक शक्ति बढ़ाती है।

नियमित रूप से पत्ता गोभी खाने से बालों का टूटना बंद हो जाता है। पत्ता गोभी को कच्चा खाने से पायरिया रोग में भी लाभ होता है। पत्ता गोभी की सब्जी बनाकर खाने से अनिद्रा की शिकायत दूर होती है। कब्ज में भी पत्ता गोभी का सेवन लाभकारी है। पत्ता गोभी मस्तिष्क की कमजोरी को भी दूर करती है।

शरीर का कोई अंग जलने या कटने पर पत्ता गोभी के पत्तों को प्रभावित अंग पर बांधने से आराम मिलता है। इस्राइल की कुछ महिलाओं पर किये गये अध्ययन से यह पता चला है कि पत्ता गोभी का नियमित सेवन करने से स्तन कैंसर दूर हो सकता है। दरअसल पत्ता गोभी में एक ऐसा रसायन पाया जाता है, जो स्तन कैंसर उत्पन्न करने वाले इस्ट्रोजन हार्मोन की मात्रा घटाता है। पत्ता गोभी के रस का सेवन करने से घाव और शूल भी शीघ्र भर जाते हैं।

❑❑

पालक

भाजियों में पालक सुपरिचित एवं अति प्रचलित है। संपूर्ण भारत में इसकी खेती होती है। आजकल तो यह भाजी सभी पत्तेदार सब्जियों में सर्वोच्च स्थान रखती है।

आयुर्वेद के अनुसार यह तीखी, तर, शीतल, पथ्य, रक्तपित्तहारी, कफ, श्वास तथा विष दोनों का शमन करती है। कच्चे पालक का स्वाद कड़वा एवं खारा होता है, किन्तु इस रूप में इसका सेवन सर्वोत्तम है। कच्चे पालक का रस भी गुणकारी है। स्वाद में अप्रिय लगने पर इसे नींबू, टमाटर व सन्तरे के साथ पी सकते हैं। पालक का रस सम्पूर्ण आहार नाल को विष मुक्त कर सबल बनाता है। पालक में पाया जाने वाला विटामिन 'ए' आहार नाल की म्यूकस मेम्ब्रेन की सुरक्षा करता है।

इसमें 91.7%, 0.9% वसा, 0.06% कैल्शियम, 2.01% फॉस्फोरस, 0.5% लोहा तथा विटामिन 'ए', 'बी', 'सी' भी उपस्थित होते हैं। इसके अलावा पालक में अति मात्रा में मैग्निशियम, गन्धक, सोडियम, सिलिकोन तथा पोटैशियम भी निहित होते हैं।

पालक का लौह तत्व अन्य स्रोतों की तुलना में सुपाच्य है, अत: इसके सेवन से एनीमिया दूर होता है। महिलाओं को इसका विशेष रूप से सेवन करना चाहिये। अति एनिमिया के रोगियों को आधे गिलास पालक के रस में दो चम्मच शहद मिलाकर रोजाना सेवन करना चाहिए। पालक का रस नेत्र ज्योति भी बढ़ाता है। इसके नित्य सेवन से रक्त विकार दूर होकर चेहरे पर लालिमा, तेज उत्साह लक्षित होता है।

गले में दर्द होने पर पालक का काढ़ा बनाकर छान लें और पानी से गरारे करें। किसी दवा का दुष्प्रभाव या अन्य कोई विषाक्तता होने की सूरत में पालक में अदरक डालकर सूप बनाकर पीएं तो तत्काल आराम मिलता है।

इसमें विद्यमान आयरन व कैल्शियम बच्चों के विकास के लिए अति उत्तम है। फुंसी-फोड़ों पर नीम की पत्तियों में पालक के पत्ते डालकर पीस कर लेप करें। फोड़ा शीघ्र फूटकर पस को बाहर निकाल देगा।

❑❑

बैंगन

शीत ऋतु में गर्म खाने-पीने की इच्छा तो होती ही है। इस ऋतु में गर्म चाय-कॉफी और गर्म-गर्म आहार पदार्थ की थाली देखकर भूख बढ़ती है और मुँह में पानी आ जाता है। गर्म खानपान के अलावा स्वभाव से पित्तकारी यानी उष्ण चीजें भी इस ऋतु में हितकर होती हैं। इन चीजों में बैंगन भी आता है।

भारत में बैंगन वेदकाल से प्रचलित है। यह दक्षिण एशिया की सब्जी है। वैसे तो इसकी उपज बारह महीने होती है, किन्तु शीत ऋतु में इसका सेवन अधिक लाभदायक होता है।

परिचय

बैंगन की दो फसलें होती हैं, एक सर्दी के मौसम में और दूसरी गर्मियों में पैदा होती है। सर्दी में होने वाले बैंगन अधिक स्वादिष्ट और गुणयुक्त होते हैं।

रंगभेद से बैंगन सफेद और बैंगनी दो प्रकार के मिलते हैं, जिसमें बैंगनी रंग की जाति अधिक गुणवाली होती है। बैंगन बड़े, मध्यम और छोटे तीनों आकार के मिलते हैं, जिनमें मध्यम आकार के बैंगन अधिक गुणदायक होते हैं।

गुण

बैंगन मधुर स्वाद वाला होता है तथा पचने पर इसका स्वाद परिवर्तित होकर तीखा हो जाता है। यह पचने में हल्का तीक्ष्ण, गर्म और इन गुणों के कारण भूख को बढ़ाता है, बढ़े हुए वात-कफ का नाशक है एवं ज्वर में लाभदायक होता है। बड़ा बैंगन पित्त को बढ़ाता है, और पचने में भारी होता है। छोटा बैंगन पित्तनाश करता है, सफेद बैंगन बवासीर के रोगियों के लिए विशेष हितकारी होता है। कोमल और कम बीज वाले बैंगन अधिक गुणयुक्त और बलदायक होते हैं।

पुराने और सूखे हुए बैंगन पित्तकारक होते हैं। फ्रिज में भी बैंगन 3 दिन से ज्यादा नहीं रखना चाहिए। आग में भुने हुए बैंगन पचने में बिल्कुल हल्के और पाचन शक्ति बढ़ा कर अपच को दूर करते हैं।

मध्यम आकर के बैंगन पित्तकारक नहीं होते फिर भी पित्त प्रकृति वाले और अम्लपित्त, अल्सर जैसे पित्तज रोगियों को इसका सेवन ज्यादा नहीं करना चाहिए।

अधिक तेल में बनायी गयी बैंगन की सब्जी पचने में भारी होती है।

घरेलू इलाज

- अग्निमांद्य यानी जिनको भूख कम लगती हो और खाना देर से पचता रहे तो उनको बैंगन का सूप पिलाना फायदेमन्द है।
- बुखार की स्थिति में बैंगन को आंच पर सेंक कर गुड़ के साथ खाएं।
- हींग, मेथी का चूर्ण या लहसुन डालकर पकायी गयी सब्जी पेट की गैस को दूर करती है।
- बैंगन और पालक को मिलाकर बनाया गया सूप कब्ज को दूर करके पाचन शक्ति बढ़ाता है।
- बैंगन में पथरी को दूर करने का उत्तम गुण होता है, अत: पेशाब की पथरी के रोग को बैंगन की सब्जी या भर्ता खाना चाहिए।

भाषा भेद से नाम भेद—

संस्कृत—वृन्ताक, वार्त्ताक, भण्टाकी, भण्टिका। **हिन्दी**—बैंगन, भण्टा। **मराठी**—वांगी। **गुजराती**—रिंगण, वेंगण। **बंगाली**—वेगुन। **तेलुगु**—वंकाया। **अरबी**—वार्द जान। **अंग्रेजी**—Brinjal, Egg Plant **लैटिन**— Solanum melongana

❑❑

बथुआ

शीत ऋतु में हरी पत्ती वाली सब्जियाँ जैसे— पालक, मेथी, चन्दलिया और बथुआ आदि बहुतायत में उत्पन्न होती हैं। ये सब्जियाँ हमारे स्वास्थ्य के लिए बेहद लाभप्रद होती हैं। आहार में इनका प्रचुर मात्रा में सेवन करने से कई असाध्य रोगों से हमें मुक्ति मिल सकती है। इन हरे पत्ते वाली सब्जियों में बथुआ भी बहुत उपयोगी एवं स्वास्थ्यकारी गुणों वाला है।

परिचय

भारत के सभी राज्यों के खेतों में यह आमतौर पर पाया जाता है और यह अपने आप उगता है। यह एक से डेढ़ फीट का छोटा-सा पौधा होता है। पत्ते त्रिकोणाकार व नुकीले होते हैं। इस पौधे पर सफेद, हरे व कुछ लाल फूल लगते हैं। बथुए में 70 प्रतिशत जल, पारा, लोहा, सोना, क्षार, कैरोटीन व विटामिन 'सी' पाए जाते हैं। इसकी एक सुगंधित जाति भी होती है, जो बंगाल, सिलहट एवं बिहार में पायी जाती है। इसके फूल व फल से तेल निकाला जाता है जो उड़नशील होता है।

गुण व दोष

दोनों बथुए स्वादिष्ट, क्षारयुक्त, अग्नि को तेज करने वाले, पाचन शक्ति को बढ़ाने वाले, रुचि उत्पन्न करने वाले, पचने में हल्के, शुक्र तथा बल को बढ़ाने वाले होते हैं। तीनों दोषों को शान्त करके उनसे उत्पन्न विकारों को शान्त करते हैं। खासतौर पर प्लीहा के विकार रक्तपित्त, बवासीर व कृमियों पर ये अधिक प्रभावी है।

घरेलू इलाज

- ❑ बथुए का एक गिलास रस निकाल कर थोड़ा-सा नमक मिलाकर नित्य 7 दिन तक पीने से पेट के कृमि मर जाते हैं।
- ❑ आँखों में लाली या सूजन में बथुए का साग खाने से इनसे छुटकारा मिलता है।
- ❑ कब्ज के रोगियों को बथुए का साग खाने से लाभ मिलता है और साथ ही वायुगोला व सिरदर्द भी मिट जाता है।
- ❑ प्रतिदिन बथुए का रस पीने से यकृत की क्रियाशीलता बढ़ती है। पेटदर्द, बवासीर व पथरी भी मिट जाती है।

- नहाने के पानी में बथुए के पत्ते डाल कर उबाल कर उससे बाल धोने से सिर की जुएं मर जाती हैं व बाल नरम हो जाते हैं।
- 50 ग्राम बथुए को 1 गिलास पानी में उबाल कर छान कर पीने से स्त्रियों को मासिक धर्म खुल कर आता है।
- बथुआ डाल कर उबाले हुए पानी से शरीर की त्वचा धोने से त्वचा के रोगों में आराम मिलता है। बथुआ को कूट कर सोंठ व थोड़ा-सा नमक मिला कर गीले कपड़े से पुल्टिस बना कर फोड़े-फुन्सियों पर बांध दें। फोड़ा पक कर फूट जाएगा और सूजन दूर हो जाएगी।
- बथुए के साग का अधिक प्रयोग शरीर में बलवृद्धि करता है। आंखों की ज्योति को तेज बनाता है। यह शुक्रवर्द्धक व रक्तशोधक भी है।

बथुए के प्रयोग में कम से कम मसाले व घी-तेल का प्रयोग करें तो उत्तम होगा।

❑❑

मूली

यदि हम अपने आहार में लिए जाने वाले फल-फूल, शाक-सब्जियों आदि के रोग-निवारक गुणों से परिचित हो जाएं तो कई छोटी-मोटी व्याधियों (रोग) का इलाज उनके शुरू होने के समय, हम स्वयं ही कर सकते हैं। चटपटी मूली कई रोगों को दूर करने में बहुत काम की चीज है। कुछ रोगों में मूली के विविध प्रयोगों का वर्णन—

- अजीर्ण के रोगियों को चाहिए कि वे मूली का प्रयोग अपने भोजन में अवश्य ही करें। मूली को गोल-गोल पतले आकारों में काट लें। उस पर नमक छिड़क कर खाएं। अगर चाहें तो अदरक और नींबू का रस भी उसमें डाल सकते हैं। इससे अजीर्ण तो दूर होगा ही, भूख भी खुल कर लगेगी, क्योंकि मूली में पाचन (भूख बढ़ाने वाला गुण) गुणों का समावेश होता है।
- मूली के पत्तों को छाया में सुखाकर उसे कूट-पीस कर रख लें। उसमें समान भाग शक्कर मिला कर करीब दो महीने खाने से बवासीर खत्म हो जाएगा।
- मूली का रस या मूली के बीजों का रस नित्य कुछ हफ्ते लेने से मूत्र-पथरी गल कर बाहर निकल जाती है। यह प्रयोग मूत्रावरोध, मूत्रकृच्छ में भी फायदेमन्द है।
- बच्चों को, बड़ों को, किसी के भी कान में दर्द हो तो निम्न प्रयोग आजमा कर देखें— अवश्य लाभ होगा। करीब 30 ग्राम मूली के पत्तों का रस और उसमें 10-12 ग्राम सरसों का तेल मिलाकर धीमी आंच पर पका लीजिए, जब जलीय अंश जल जाए तो उसे छान कर शीशी में रख लें। कान-दर्द के समय दो बूंद कान में टपका दें, दर्द शान्त हो जाएगा।
- मूली के बीजों को तेल में सेंक कर उस तेल की मालिश कामेन्द्रिय पर करने से उसे शक्ति मिलती है व उसकी शिथिलता भी दूर होती है।
- मासिक-धर्म की रुकावट में मूली के बीजों का चूर्ण नित्य दो से तीन ग्राम की मात्रा में स्त्री को खिलाने से उसका मासिक धर्म खुल कर आने लगता है तथा माहवारी के कष्टों से भी निजात मिल जाती है।

- इसके बीजों के चूर्ण को नींबू के रस में मिला कर दाद-खुजली वाले स्थान पर लगाने से लाभ होता है।
- मूली के टुकड़ों पर नमक मिलाकर विषैले कीड़े के काटने के स्थान पर रगड़ें तथा व्यक्ति को मूली भी खिलाएं तो दर्द व जलन से तुरन्त निजात मिलेगी।
- यदि खांसी हो तो डेढ़ कप गन्ने के रस में लगभग आधा कप मूली का रस मिला कर नित्य सवेरे कुछ दिनों तक लगातार लेने से खांसी परेशान करना छोड़ देगी।

ये मूली के रोग-निवारक गुण हैं, पर जब भी मूली का सेवन किया जाए तो मूली मुलायम ही खाएं, कड़ी हो गई मूली को हमेशा पका कर ही खायें, नहीं तो वायुदोष उत्पन्न हो जाएगा।

❑❑

अदरक

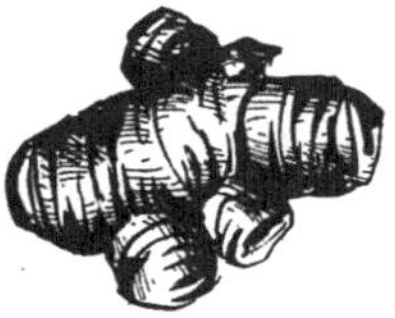

अदरक एक पौधे की जड़ है। यह पौधा दो-तीन फुट ऊंचा होता है। अदरक को यदि सुखाकर रखें तो यह सोंठ कहलाता है।

गला खराब होना, बलगम-खांसी, कब्ज, अफारा, गठिया आदि के लिए गुणकारी है अदरक।

यह भोजन तो पचाता ही है और साथ में बलगम को दूर करता है और भूख बढ़ाता है। अक्सर इसे चाय में डालकर पीया जाता है। सब्जी में भी इसका उपयोग लिया जाता है। इसका अचार पेट के लिए बहुत ही लाभप्रद होता है। इसके खाने से कब्ज दूर हो जाती है। इसके उपयोग से खांसी, दमा, गठिया तथा अफारा जैसे रोग भी दूर हो जाते हैं।

- यदि गला खराब हो तो अदरक पर नमक डालकर खाने से आवाज ठीक हो जाती है।
- बलगम, खांसी और दमा के रोगी को यदि अदरक का रस तीन माशा, शुद्ध शहद (दस ग्राम) में मिलाकर खाने को दें तो कुछ ही दिनों में रोग ठीक हो जाएगा।
- कब्ज तथा अफारा के लिए अदरक के छोटे-छोटे टुकड़े काट कर, उन पर नमक छिड़क कर एक-दो दिन छांव में रखें। फिर नियमित सेवन करें तो कब्ज दूर होकर भूख खुल जाएगी।

सौंठ

सुखाई हुई अदरक को सौंठ कहते हैं। जड़ से प्राप्त होने वाले मसालों में सौंठ बहुत अधिक महत्वपूर्ण है। रसोई से लेकर चिकित्सा के क्षेत्र तक इसका प्रयोग विभिन्न रूपों में किया जाता है।

घरेलू इलाज

- ❑ भोजन से पहले थोड़ी सी अदरक को नमक के साथ या सौंठ के चूर्ण में नमक मिलाकर खा लिया जाए तो भूख बढ़ती है और भोजन में रुचि पैदा होती है।
- ❑ भोजन करने में अनिच्छा हो तो सौंठ का चूर्ण, सेंधा नमक और गन्धक को नींबू के रस में मिलाकर छोटी-छोटी गोलियाँ बना लें। भोजन से पहले इनका सेवन करने से उसी वक्त खाना खाने को जी करने लगता है।
- ❑ सौंठ का सेवन आमाशय और छोटी व बड़ी आंतों की क्रियाओं में उत्तेजना पैदा करता है।
- ❑ पेट अफारे की स्थिति में सौंठ, अजवायन व छोटी इलायची का चूर्ण बनाकर लेने से लाभ मिलता है।
- ❑ जिन लोगों को खाली दूध हजम न होता हो, दूध पीने से दस्त आ जाते हों, उन्हें दूध में सौंठ की गांठ पकाकर या सौंठ का चूर्ण बुरक कर दूध पीना चाहिए।
- ❑ गला बैठा हो, आवाज साफ न हो, या टांसिल्स बढ़े हुए हों तो दिन में दो बार अदरक की गांठ चबा लेने से कफ निकल जाता है और आराम मिलता है।
- ❑ अदरक के रस को शहद में मिलाकर सेवन करने से श्वास प्रणाली के रोग, खांसी और जुकाम आदि दूर होते हैं।
- ❑ मोटापा दूर करने के लिए सौंठ युक्त भोजन और पेय पदार्थों का सेवन करना चाहिए।
- ❑ दाढ़ के दर्द में सौंठ के चूर्ण को खोखली दाढ़ में रखने से दर्द में राहत मिलती है।
- ❑ कब्ज होने पर पिसी हुई सौंठ को पानी के साथ खाना चाहिए।
- ❑ कान में दर्द होने पर यदि अदरक के रस को हल्का गुनगुना करके थोड़ा-सा कान में डाला जाए तो दर्द में आराम मिलता है।
- ❑ फोड़ों-फुंसियों और सूजी हुई गिल्टियों पर यदि अदरक पीस कर लगाई जाए तो आराम मिलता है।

❑❑

प्याज

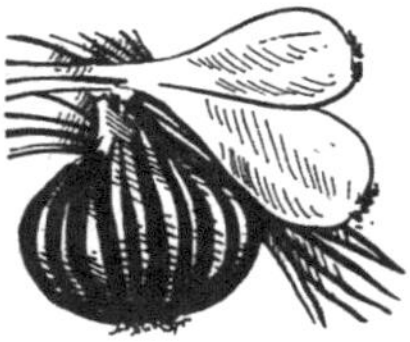

प्याज 'सफेद' और 'लाल' दो किस्मों की होती है। गुणों की दृष्टि से सफेद प्याज एवं लाल प्याज दोनों ही उत्तम मानी गई हैं। लाल प्याज में लौह तत्व की अधिकता होती है। प्याज सब्जियों का स्वाद बढ़ाने की दृष्टि से अद्वितीय है। यह क्षय रोग, हृदय रोग, अरुचि, पसीना आदि रोग दूर करता है। त्वचा के रोगों में भी प्याज लाभकारी है। प्याज विषशामक भी है। यह पेट के अन्दर के कीटाणुओं का नाश करती है।

सर्दियों में प्याज एवं घी का पाक बनाकर खाने से पौष्टिकता प्राप्त होती है। वर्षा ऋतु में कच्चे प्याज का कचूमर बनाकर खाने से मंदाग्नि नहीं होती एवं पाचन क्षमता बढ़ती है। ग्रीष्म ऋतु में इसके सेवन से लू नहीं लगती एवं सूर्य की तेज धूप का शरीर पर विपरीत प्रभाव नहीं पड़ता। प्याज वायु को भी मिटाती है। प्याज का सेवन करने से आंखों की शक्ति बढ़ती है। प्याज शरीर को पुष्ट करने वाली और शक्ति बढ़ाने वाला है।

प्याज हृदय रोगों से बचाव में भी कारगर है। प्रतिदिन प्रात: एक प्याज का टुकड़ा तलकर या उबालकर सेवन करने से हृदयाघात से बचा जा सकता है। इसके नियमित सेवन से हृदय की धमनियों में रक्त के थक्के नहीं बन पाते एवं हृदय को होने वाली हानियों की संभावना से बचा जा सकता है।

घरेलू इलाज

- ❑ प्याज के रस में करेले का रस मिलाकर पीने से अजीर्ण में लाभ मिलता है। लाल प्याज काटकर उस पर नींबू निचोड़ कर भोजन के साथ लेने से अजीर्ण दूर होता है।
- ❑ प्रतिदिन नियमित रूप से एक कच्चा प्याज भोजन के साथ खाने से कब्ज दूर होती है।
- ❑ प्याज का रस एक तोला, अदरक का रस एक तोला, हींग एक रत्ती, नमक एवं थोड़ा पानी मिलाकर पीने से अपच दूर होता है। आवश्यकता पड़ने पर यह मिश्रण दो घंटे के बाद पुन: लिया जा सकता है।
- ❑ पेट में कीड़े होने पर प्याज का रस एक चम्मच दो-दो घंटे के अंतर पर पिलाने से कीड़े मर जाते हैं। यह बदहजमी दूर करने में भी लाभप्रद है।

- प्याज के रस में सरसों का तेल मिलाकर मालिश करने से गठिया में लाभ होता है।
- यदि बवासीर से खून आ रहा हो तो 100ग्राम प्याज के रस में 50ग्राम शक्कर मिलाकर पीने से लाभ होता है। बवासीर के रोगियों के लिए प्रतिदिन एक कच्चा प्याज खाना अति उत्तम है। प्याज के छोटे-छोटे टुकड़े करके धूप में सुखाकर उसे तोले भर घी में तलकर एक माशा काले तिल एवं दो तोला शक्कर का चूर्ण मिलाकर प्रतिदिन सेवन करने से भी बवासीर के मस्सों में लाभ होता है।
- सफेद प्याज का रस आधा कप लेकर उसमें गुड़ डालकर प्रात:-सायं पीने से लाभ होता है। छोटे प्याज छीलकर उसमें नींबू का रस डाल दें एवं ऊपर से काली मिर्च एवं नमक भी बुरकें। इस तरह नियमित रूप से प्रात: सायं एक प्याज खाना पीलिया रोग में लाभदायक है।
- हैजा होने पर 25 ग्राम प्याज का रस लेकर उसमें थोड़ा सा नमक मिलाकर एक-एक घंटे के अंतराल से पिलाने से लाभ होता है। प्याज का रस नींबू का रस एवं हरे पोदीने का रस मिलाकर पिलाने से लाभ होता है।
- प्याज को काटकर सूंघने से सिददर्द में लाभ होता है। प्याज को पीसकर पैर के तलुवों में मालिश करने से भी लाभ होता है।
- प्याज को नियमित कच्चा खाने से मासिक धर्म नियमित आता है एवं दर्द में भी लाभ होता है। स्त्रियों के दूध बढ़ाने में भी इसका सेवन लाभप्रद होता है।
- प्याज नेत्र रोगों में भी लाभदायक है। इसके निरन्तर सेवन से आंखों की ज्योति बढ़ती है। इसका रस आंखों में डालने से आंखों के कई रोग खत्म हो जाते हैं। यदि आंखें दुखती हों तो भी इसका रस आंखों में डालने से लाभ होता है।
- गुर्दे एवं मूत्राशय की पथरी निकालने में प्याज का रस प्रभावी है। प्याज के रस में शक्कर डालकर शर्बत की तरह पीने से पथरी बाहर निकल जाती है।
- प्याज टी.बी. रोग में भी लाभप्रद है। प्याज स्वास्थ्य रक्षक कीटाणुनाशक है। कच्चे प्याज पर नमक लगाकर खाने से रोग में हितकारी प्रभाव पड़ता है।
- सिर के बाल झड़ जाने पर गंजे होने की स्थिति में प्याज का रस रगड़ते रहने से बाल दुबारा पैदा होने लगते हैं एवं बाल गिरना बन्द हो जाते हैं। प्याज को पीसकर बालों पर लेप लगाने से बाल काले होने लगते हैं।
- प्याज के नियमित प्रयोग से त्वचा का रंग निखरता है। प्याज का रस नियमित लगाने से शरीर का कालापन दूर हो जाता है। यदि बिवाइयाँ हों तो प्याज को कूटकर रगड़ने या प्याज पीसकर बिवाइयों पर बांधने से आशातीत लाभ होता है।

❑❑

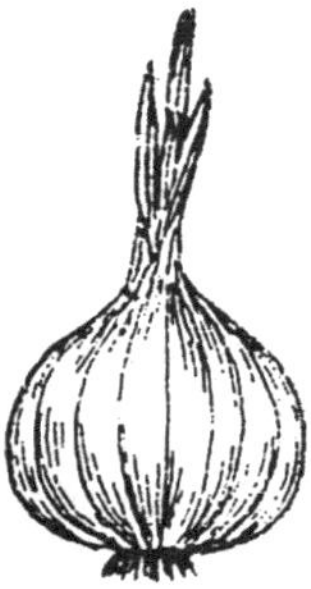

लहसुन

परिचय

लहसुन से सब परिचित हैं। आयुर्वेद में इसे रसायन कहा है क्योंकि इसमें अम्ल रस को छोड़कर शेष पाँचों रस मौजूद हैं। मोटी और रसदार कली वाला तथा खूब तीखा, चरपरा और दाहकारक लहसुन उत्तम होता है। सिर्फ एक ही कली लहसुन बहुत कामोद्दीपक होता है।

गुण

लहसुन पौष्टिक, वीर्यवर्द्धक, स्निग्ध, गरम, पाचक, दस्तावर, पाक तथा रस में कटु और मधुर है, भग्न स्थान को जोड़ने वाला, कण्ठ शोधक, भारी, पित्त व रुधिर को बढ़ाने वाला, बल वर्ण के लिए उत्तम, मेधा के लिए हितकारी, नेत्रों को सुखदायक और रसायन है। यह हृदय रोग, जीर्ण ज्वर, पार्श्व शूल, कब्ज, वायुगोला, अरुचि, खांसी, सूजन, बवासीर, कोढ़, मन्दाग्नि, कृमि, वात, श्वास और कफ को हरने वाला होता है।

उपयोग

शीत और बसन्त ऋतु में कफ का शमन करने के लिए और वर्षा काल में वात का शमन करने के लिए इसका सेवन करना चाहिए। पित्त का शमन करने के लिए मिश्री (शर्करा) के साथ, कफ का शमन करने के लिए शहद के साथ और वात का शमन करने के लिए घी के साथ इसका सेवन करना चाहिए। शीतल उपचार और आहार-विहार करते हुए उचित व अनुकूल मात्रा व विधि से किसी भी ऋतु में इसका सेवन किया जा सकता है।

सामान्य प्रयोग

छिली हुई कली का प्रतिदिन घी सहित सेवन करने से कई प्रकार के लाभ होते हैं। कलियों की मात्रा अपने शरीर की तासीर और ऋतु अनुसार रखनी चाहिए क्योंकि लहसुन उष्ण होता है। कम-से-कम 2 कली और अधिक से अधिक 5-6 कली खायी जा सकती

हैं। इसी प्रकार दिन में एक बार कभी भी घी में तली कलियाँ चबा कर खाएं या निगल जाएं और 1-2 चम्मच तला हुआ घी ऊपर से पी लें तो सभी प्रकार के वातजन्य कष्ट, आमवात, सन्धिवात, जोड़ों के दर्द, स्नायविक संस्थान की निर्बलता, सुस्ती, शिथिलता, वायु गोले का दर्द, गैस का कष्ट और यौनांग की दुर्बलता, शिथिलता और कमजोरी आदि रोग नष्ट हो जाते हैं। हृदय को बल मिलता है।

घरेलू इलाज

- इसकी कुछ कलियाँ कुचल कर आधा चम्मच रस, थोड़ी छाछ में मिला कर पीने से पेट के कृमि नष्ट हो जाते हैं।
- लहसुन की कलियाँ 4-5 दिन तक धूप में सुखा कर बर्नी में भर कर ऊपर से शहद भर दें। 15 दिन के बाद 2-2 कली खाकर एक चम्मच शहद पीने से ऊपर से ठण्डा दूध पीने से रक्तचाप सामान्य होता है, कफ प्रकोप का शमन और श्वास कष्ट में आराम होता है। यह प्रयोग शक्तिवर्द्धक भी है।
- छोटे बच्चों को इसकी कलियों की माला बनाकर गले में पहनने और छाती गले व पीठ पर लहसुन के तेल को मीठे तेल में मिलाकर लगाने अथवा सरसों के तेल में कुछ कलियाँ पका कर, यह तेल लगाने से बच्चों की खांसी ठीक होती है। श्वास कष्ट व कफ प्रकोप में लहसुन के रस की 5-6 बूंदें जरा-से शहद में मिला कर दिन में 3-4 बार चाटने से आराम होता है।
- सरसों के तेल में कुछ कलियाँ डाल कर पका लें। इस तेल की 2 बूंदें कान में टपकाने से कान का दर्द दूर होता है।

सावधानी

यह तीक्ष्ण और उष्ण होता है अत: पित्त प्रकोप, रक्त पित्त और उष्ण प्रकृति वाले लोगों एवं गर्भवती स्त्री को इसका अति सेवन नहीं करना चाहिए।

❑❑

करौंदा

यह एक नन्हा-सा फल है। यह एक हितकारी वनस्पति भी है, क्योंकि इसमें कई गुणों का अद्भुत भंडार है। चिकित्सा की दृष्टि से इसमें साइट्रिक एसिड तथा विटामिन 'सी' पर्याप्त मात्रा में होता है। इसमें कई रोगों से मुकाबला करने की शक्ति है।

- ❑ गर्मी में इसके मुरब्बे के नित्य सेवन से हृदय रोग दूर होता है।
- ❑ इसकी मीठी चटनी बनाकर खाने से गर्मियों में खाना जल्दी पचता है।
- ❑ इसके रस में शहद तथा इलायची मिलाकर पीने से पित्त प्रवाह दूर होता है।
- ❑ इसके रस में शक्कर मिलाकर पीने से प्यास मिटती है।
- ❑ इसके कच्चे फल की सब्जी खाने से कब्ज भी दूर होती है।
- ❑ इसमें लोहा प्रचुर मात्रा में पाया जाता है, जिससे शरीर की कई बीमारियाँ दूर होती हैं।
- ❑ इसमें एसिड की मात्रा होने के कारण शरीर की मैल चढ़ी हड्डियों का मैल भी साफ होता है।
- ❑ इसके पत्ते शहद में मिलाकर खाने से सूखी खांसी दूर होती है।
- ❑ इसकी जड़ कटुतिक्त वामक तथा मूत्र जनन है।
- ❑ यह मसूढ़े के रोग तथा रक्तहीनता में उपयोगी है।
- ❑ इसे ठंडे पानी में मिलाकर जहरीले जीव-जंतु के काटे स्थान पर लगाने से रोगी को उल्टी होती है व जहर भी उतरने लगता है।
- ❑ फोड़े पर इसकी जड़ को नींबू, रस व कपूर के साथ मलने पर लाभ होता है।
- ❑ यह वायुनाशक भी है। गर्मियों में इसके पके फल नियमित सेवन करने से पेट में बनने वाली गैस भी दूर होती है।

❑❑

चौलाई

आयुर्वेद में चौलाई को एक उत्तम औषधि माना गया है। इसकी सबसे बड़ी विशेषता है सभी प्रकार के विषों का निवारण करना। विटामिन 'सी' से भरपूर चौलाई का हरी सब्जियों में सर्वाधिक प्रचार है। यह पचने में हल्के किस्म का आहार है। चौलाई की दो जातियाँ होती हैं, लाल और हरी। लाल चौलाई अधिक गुणों वाली होती है। चौलाई के कोमल पत्तों का साग, शीतल, दस्त साफ करने वाला, रक्तविकारों को दूर करने वाला एवं पथ्यकारक होता है।

चौलाई का साग पचने में हल्का, शीतल, रुक्ष और रुचि को बढ़ाने वाला होता है, यह दीपन व विष का नाश करने वाला तथा रक्त विकारों का नाशक है। इसके सेवन से मल-मूत्र साफ होता है। चौलाई की भाजी में यदि थोड़ी-सी दही या छाछ डाल दिया जाए तो वह और अधिक स्वादिष्ट हो जाती है।

चूहे का विष, पारद या कच्चे धातुओं द्वारा उत्पन्न रक्त विकार में चौलाई का साग हितकारक है।

- ❑ 250 ग्राम गाय के दूध में 100 ग्राम चौलाई के पत्तों का रस मिलाकर पीने से वछनाग का विष दूर हो जाता है तथा शक्कर के साथ मिलाकर पीने से घुंघची के विष का निवारण होता है।
- ❑ चौलाई की जड़ को साफ करके सुखा लें, फिर उसका बारीक चूर्ण बना लें। इस चूर्ण को 2-2 ग्राम की मात्रा में दिन में दो बार शहद के साथ चाटने से चूहे के काटने के विष का नाश होता है।
- ❑ बिच्छू का विष उतारने के लिए चौलाई का रस शक्कर के साथ मिलाकर पीएं, इससे बिच्छू का विष उतर जाएगा। यह उपाय संखिया के विष में भी लाभदायक है।
- ❑ चौलाई के रस में या उसकी जड़ के क्वाथ में काली मिर्च का थोड़ा-सा चूर्ण डालकर पीने से और चौलाई की भाजी खूब खाने से हर प्रकार के स्थावर-जंगम विष दूर हो जाते हैं।
- ❑ कब्ज के रोगी यदि चौलाई की सब्जी का सेवन करें तो मल साफ आता है और शरीर को पोषण मिलता है।
- ❑ स्तनपान करने वाले छोटे बच्चों को यदि चौलाई का रस एक-दो चम्मच दिया जाए तो उनकी दैनिक कब्ज दूर हो जाती है। चौलाई का रस निकाल कर पीने से अथवा भाजी खाने से अन्य उदर रोगों का शमन होता है। यह संग्राही, अतिसार में भी लाभदायक है।

- चौलाई की भाजी का नियमित सेवन करने से कोढ़, वातरक्त तथा त्वचा विकार दूर होते हैं तथा पित प्रकोप का शमन होता है। चौलाई के पत्तों की पुल्टिश बनाकर फोड़े-फुंसियों पर बांधने से फोड़ा पक कर जल्दी फूट जाता है। सूजन पर उसका लेप करने से सूजन दूर हो जाती है।

चौलाई का रस अग्निदग्ध व्रण पर लगाने पर आराम मिलता है।

- हाथ-पैर के तलुवों की जलन, पेशाब की जलन और शारीरिक जलन में चौलाई के रस में थोड़ी शक्कर मिलाकर पीएं।
- चौलाई की जड़ को स्त्री के दूध में घिसकर आंख में अंजन करने से आंखों की जलन, लालिमा और नेत्रव्रण का शमन होता है।
- चौलाई का रस या क्वाथ, शहद में मिलाकर सुबह-शाम पीने से रक्तपित्त में लाभ होता है तथा नाक व गुदा आदि स्थानों से निकलने वाला खून बन्द हो जाता है।

❑❑

चुकन्दर

मूली-गाजर की तरह ही चुकन्दर भी एक जड़ वाली सब्जी है। यूरोप, अमेरिका और क्यूबा में यह बहुत प्रसिद्ध है और सब्जी बनाने के प्रयोग में लाई जाती है। हमारे देश भारत में भी चुकन्दर का उत्पादन बहुतायत से होता है। यूरोपीय देशों में इसका इस्तेमाल चीनी बनाने के लिए भी किया जाता है। सब्जी बनाकर खाना आमतौर पर पाया जाता है। हमारे देश में भी दिनों दिन इसका प्रयोग बढ़ता जा रहा है।

परिचय

चुकन्दर का पौधा भी मूली, शलजम तथा गाजर की ही तरह का होता है और पत्तियाँ भी उसी प्रकार की होती है। लेकिन इसकी जड़ गाजर और मूली से अलग गोल तथा मोटी होती है। यह दो रंगों में पाया जाता है— लाल और सफेद। लाल चुकन्दर का जूस रक्त के रंग जैसा होता है।

गुण

चुकन्दर सेहत के लिए विशेष फायदेमन्द है। यद्यपि इसमें चीनी की मात्रा काफी होती है और गन्ने की चीनी से सस्ती मिलती है तथा शरीर में गर्मी बनाये रखने के लिए विशेष महत्त्वपूर्ण है। लेकिन इसकी चीनी मानव-हृदय के लिए अच्छी नहीं है।

आयुर्वेदाचार्यों का मत है कि चुकन्दर खाने में स्वादिष्ट तो है ही, इसके खाने से गहरे घाव भी भर जाते हैं। यह शरीर में रक्त की कमी को दूर करता है। सफेद चुकन्दर के बजाय लाल चुकन्दर का उत्पादन भी अधिक होता है और साधारणत: ज्यादा ताकतवर होता है।

उपयोग

चुकन्दर की सब्जी बनाकर भी खाते हैं, जो अनेक लाभ पहुँचाती है। चुकन्दर का सलाद बनाकर भोजन के साथ खाते हैं। सफेद चुकन्दर के बजाय लाल चुकन्दर साधारणत: ज्यादा ताकतवर होता है। सफेद चुकन्दर लाल की अपेक्षा ज्यादा मुलायम होता है। साथ ही अधिक उपयोगी भी।

रासायनिक विश्लेषण

जब हम चुकन्दर में खनिज पदार्थों का विश्लेषण करते हैं, तब निम्नांकित रसायन चुकन्दर में पाते हैं:

प्रोटीन 10.7%, कार्बोहाइड्रेट 13.6%, चूना .20%, फॉस्फोरस .6%, खनिज .8%, पानी 82.8%, आयरन 1 मि.ग्रा. प्रति 100 ग्राम, विटामिन 'ए' बहुत कम, विटामिन 'बी' 17 आयरन यूरेनियम, विटामिन 'सी' 88 मि.ग्रा.

घरेलू इलाज

- चुकन्दर की पत्तियों को थोड़ा गर्म करके उनका रस निकाल लें। कान-दर्द में दो बूंद इस रस को डालें। तुरन्त लाभ होगा।
- पथरी गुर्दे में हो या पित्त की थैली में, जब वह एक स्थान पर हिलती है तब रोगी को अपार कष्ट का सामना करना पड़ता है।

  इस रोग को चुकन्दर से दूर करने के लिए थोड़े-से पानी में चुकन्दर को उबालें और उबलने पर उसी पानी में चुकन्दर को पूरी तरह मसल कर मिला दें। ठंडा होने पर इसे दिन में तीन बार सुबह, दोपहर और शाम को पीना चाहिए। एक सप्ताह नियमित इसे पीने से पथरी टूट कर पेशाब द्वारा बाहर निकल जायेगी।
- आयुर्वेद में 'रक्त की कमी' रोग को पाण्डु-रोग कहा गया है। शरीर में रक्त की कमी से शरीर कमजोर हो जाता है। शरीर में चोट लगने से अन्यथा किसी अन्य कारण से शरीर में रक्त की कमी हो सकती है। स्त्रियों को अधिक रक्त-स्त्राव के कारण भी यह रोग हो सकता है। इन्जैक्शन लगाने या दवाइयाँ खाने से रक्त दूषित भी हो सकता है अथवा शरीर में लौह की कमी आ जाने से भी रक्त ठीक से नहीं बनता है। चुकन्दर में लौह की प्रचुर मात्रा होने से यह शरीर में रक्त बनाने में बड़ा सहायक होता है। यदि कोई व्यक्ति नियमित-रूप से चुकन्दर को सलाद के रूप में खाता है तो एक मास के भीतर ही इस रोग से निदान पा सकता है। चुकन्दर के सलाद पर नींबू-रस छिड़कने से यह और भी बलवर्द्धक हो जाता है। प्रात:काल निराहार खाने से शीघ्र ही शरीर में रक्त का संचार होने लगता है। मासिक स्त्राव के दिनों में महिलाओं के लिए बहुत ही उपयोगी है।
- महिलाओं में मासिक धर्म प्राकृतिक क्रिया है। कभी-कभी किसी रोग के अथवा शरीर में रक्त की कमी के कारण यह नियमित नहीं होता। सबसे पहले रक्त के विकारों और शरीर में रक्त की कमी को दूर करने का उपाय करना चाहिए। रक्त की कमी को पूरा करने के लिए ऊपर बताये अनुसार ही क्रिया करें।

  इस रोग से निदान पाने के लिए सबसे पहले चुकन्दर को पानी में उबाल कर, उस पानी में चुकन्दर को मसल दें और एक घोल जैसा बना लें। दिन में दो या तीन बार इसका सेवन करें। शीघ्र ही इस रोग से निदान मिल जायेगा।

- एग्जीमा, शरीर की त्वचा का रोग है। इसमें खारिश होती है और खुजाने से पानी निकलकर दाद को और बढ़ा देता है। इस पीड़ा से चुकन्दर आश्चर्यजनक तरीके से मुक्ति दिलाता है। चुकन्दर और उसकी पत्तियों का जूस निकाल कर उसमें शहद मिला दें। शरीर के जिस भाग में दाद हो उस पर इसे लेप दें। एक सप्ताह के लगाने से ही दाद सदा के लिए जाता रहेगा।
- गंजेपन रोग में चुकन्दर की कोमल और हरी पत्तियाँ लेकर थोड़े से पानी में उबाल लें। जब पत्तियाँ गल जायें तब पानी से बाहर निकाल लें। अब पत्तियों को हथेली से पूरी तरह निचोड़ कर पानी निकाल लें और पत्तियों को बारीक पीस लें। पीसने में यदि पानी की आवश्यकता पड़े तो वही पानी लेना चाहिए जिस पानी में पत्तियों को उबाला गया था।

  इस चुकन्दर की पिसी हुई पत्तियों में मेहंदी की पत्तियों को मिला कर पीस लें और इस पेस्ट को सिर पर लेप कर दें। जब तक यह पूरी तरह न सूख जाये लगा रहने दें। सूखने पर हल्के गरम पानी से सिर को धोकर साफ कर दें। जिस पानी से सिर धोएं उसमें नींबू-रस की कुछ बूंदें अवश्य मिला लें। इस क्रिया को पूरे एक माह तक दोहरायें। निश्चित ही सिर का गंजापन दूर होकर नये बाल उगने लगेंगे। एक मास इस क्रिया को लगातार करने के बाद अब सप्ताह में इस बार इस क्रिया को करें। इस प्रयोग से रोगी घुंघराले बालों से सुशोभित हो जायेंगे।
- त्वचा की खुश्की रोग में चुकन्दर का काढ़ा इस्तेमाल करने से रोग से छुटकारा पाया जा सकता है।

काढ़ा बनाने की विधि—

चुकन्दर को छोटे-छोटे टुकड़ों में काट कर पानी में उबाल लें। जब वे मुलायम हो जायें तब टुकड़ों को पानी से निकाल कर मसल लें। पुनः थोड़ा सा पानी लेकर उसमें इसे डालकर उबालें। जब चुकन्दर का घोल गाढ़ा हो जाय तब उसे आग पर से उतार कर ठंडा होने दें। ठंडा होने पर छलनी अथवा कपड़े से छान लें। अब काढ़ा बन कर तैयार हो गया है। दिन का काम समाप्त करने के बाद इस काढ़े से अपने हाथ और पाँव अच्छी तरह साफ करें। अच्छा यह होगा कि इस काढ़े से हाथ-पैर धोने के पहले जिस पानी में चुकन्दर के टुकड़ों को उबाला गया था उससे धोयें। केवल दो दिन इस क्रिया को करने से ही हाथ-पैरों की खुश्की जाती रहेगी और फटना बन्द होकर त्वचा नर्म और मुलायम हो जायेगी। इस काढ़े से मुँह भी धोया जा सकता है बशर्ते कि मुँह खुश्क हो।

❑❑

सौंफ

अगर हम रसोई घर में दृष्टि डालें तो पाते हैं कि वहाँ जो पदार्थ हैं, वे सभी किसी न किसी रोग को दूर करने की क्षमता रखते हैं। रसोई घर के इन्हीं पदार्थों में से एक प्रमुख पदार्थ है सौंफ। सौंफ रसोई के मसालों में तो काम आता ही है इसके साथ ही इसका उपयोग घरेलू चिकित्सा के रूप में भी किया जाता है।

गुण

सौंफ रुचिकर हल्का और अग्निप्रदीपक है। इसके सेवन से अन्नपाचन सही ढंग से होता है। शायद इसीलिए भोजन के पश्चात् मुखशुद्धि के लिए सौंफ देने का प्रचलन है। अन्नपान के बाद इसके सेवन से मुख तो शुद्ध होता ही है, साथ ही इसको चबा-चबा कर खाने से जो रस निकलता है, वह खाये हुए आहार को पचाता है। यह वीर्यवर्द्धक, बलदायक व नेत्रों के लिए हितकारी है। वायु, वमन, अतिसार को शमन करने वाला होता है। सौंफ सुगंधित होने के कारण दस्तावर औषधियों को सुगन्धित करने के लिए प्रयोग किया जाता है।

उपयोग

सौंफ रसोई का सुपरिचित पदार्थ है। यह साग-सब्जी के मसालों का एक अनिवार्य अंग है। इसके बिना साग-सब्जी में कोई स्वाद नहीं आ सकता, इसके अतिरिक्त अचार आदि व्यंजनों के बनाने में भी इसका उपयोग होता है। इसका औषधि के रूप में घरेलू दवा की तरह भी प्रयोग किया जाता है।

घरेलू इलाज

- सौंफ एक मूत्रल पदार्थ है, अतः इसको समान मात्रा में धनिया, मिश्री के साथ पीसकर 5 ग्राम की मात्रा में ठंडे जल के साथ लेने से पेशाब की जलन और रुकावट दूर होती है और पेशाब खुलकर आता है।
- उदर-विकार में सौंफ को रात में भिगोकर सुबह पीसकर तथा पुराने गुड़ के साथ शर्बत बनाकर पीने से लाभ होता है।
- सौंफ, जीरा, धनिया को समान मात्रा में चूर्ण बनाकर 3 ग्राम मात्रा में सुबह-शाम गुड़ के साथ सेवन करने से जीर्ण और विषम ज्वर में आराम मिलता है और शरीर की उष्णता दूर होती है।
- सौंफ का चूर्ण शहद के साथ चाटने से अन्न का पाचन होता है और कोठे की गर्मी शान्त होती है। भुनी सौंफ 2 ग्राम और पिसी मिश्री 2 ग्राम मात्रा में मिलाकर जीभ

पर रखकर चूसने से लाभ होता है और मुख की दुर्गन्ध व छाले ठीक होते हैं।

- सौंफ, जीरा व सेंधा नमक महीन पीसकर मसूढ़ों पर लगाने से मसूढ़ों की सभी व्याधियाँ दूर हो जाती हैं।

विशूचिका में सौंफ तेल का प्रयोग लाभदायक है, इससे 'अमृत बिन्दु' नामक दवा तैयार करके दी जाती है। बनाने की विधि निम्न प्रकार है—

सौंफ तेल, दालचीनी तेल, लवंग तेल, मूली का तेल— प्रत्येक 8-8 बिन्दु, कपूर पिपरमिंट सत्व, अजमोदा 1-1 तोला, लोबान के फूल 1 माशा— सभी को मिला लें। रोगी को 4-5 बिन्दु तक सुबह-शाम देने से शीघ्र आराम होता है। इसके अतिरिक्त दवा का प्रयोग अतिसार, अजीर्णजन्य रोग, जी मिचलाना, उदरशूल आदि रोगों में घरेलू उपचार के रूप में भी होता है।

सौंफ चूर्ण

यह पाचक, स्वादिष्ट एवं क्षुधावर्द्धक है। इसे भोजन के साथ चटनी के रूप में या साग-सब्जी व सलाद में बुरक कर खाया जा सकता है।

बनाने की विधि है—

सौंफ 50 ग्राम, जीरा 40 ग्राम, शाहजीरा 30 ग्राम, लाल मिर्च (बिना बीज का) का चूरा 30 ग्राम (तीखा बनाना हो तो अधिक-कम कर सकते हैं), काला नमक 25 ग्राम, सेंधा नमक 50 ग्राम, नमक 150 ग्राम, तेजपात 45 ग्राम, सौंठ 25 ग्राम, अजवायन 35 ग्राम, नींबू का सत् 25 ग्राम, भुनी हींग 3 ग्राम, काली मिर्च 25 ग्राम, हल्दी-धनिया प्रत्येक 40 ग्राम और अमचूर 60 ग्राम— सबको मिलाकर अच्छी तरह कूट पीसकर पॉउडर बना लें। भोजन करते समय इसका इस्तेमाल करें। यह स्वाद और स्वास्थ्य दोनों की दृष्टि से हितकर है।

सौंफ और शरबत

ग्रीष्म ऋतु में जब गर्मी मनुष्य को व्याकुल कर देती है, उस समय सौंफ का शीतल पेय (शरबत या ठंडाई के रूप में) राहत पहुँचाता है।

बनाने की विधि—

100 ग्राम सौंफ, 50 ग्राम खसखस, 50 ग्राम कद्दूकस किया हुआ नारियल, काली मिर्च 5-6 दाने, 5 छोटी इलायची— सभी को मिलाकर खूब अच्छी तरह पीसकर किसी बर्नी में रखें। जब पीने की इच्छा हो तो आवश्यकतानुसार पानी लेकर इस मिश्रण को तथा आवश्यकतानुसार शक्कर मिलाकर शरबत तैयार कर लें। अगर इसमें नींबू भी डाल दें तो स्वाद और ज्यादा अच्छा होगा। एक गिलास पानी में एक चम्मच मिश्रण पर्याप्त है।

इसी तरह सौंफ की ठंडाई भी तैयार कर सकते हैं। तात्पर्य यह है कि सौंफ जहाँ एक ओर हमारे भोजन को स्वादिष्ट और रुचिकर बनाता है, वहीं इसमें अनेक व्याधियों को दूर करने के गुण भी हैं। हमारे शरीर की गर्मी को दूर कर चुस्ती-फुर्ती और ताजगी लाता हैं। ग्रीष्म में यह हमारे दिमाग को तरोताजा रखकर दिमागी थकावट दूर करने और शरीर के स्नायविक संस्थान को शक्ति और स्फूर्ति देने वाला लाजवाब पदार्थ है।

अजवायन

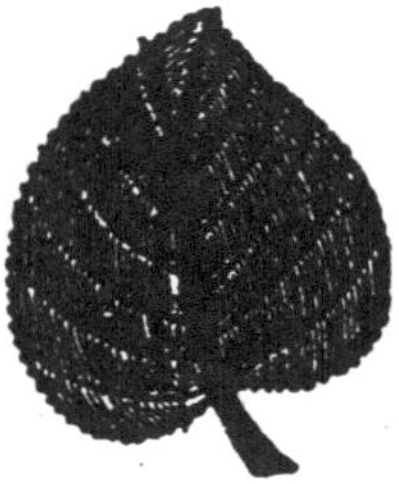

अजवायन का प्रयोग घरों में प्राय: नित्य प्रति ही मसालों में किया जाता है। चिकित्सा में इसका प्रयोग अतिसार, अफारा, अजीर्ण, हैजा, पेट के दर्द में बहुत समय से सफलतापूर्वक होता रहा है।

आयुर्वेद के अनुसार अजवायन दीपन, पाचन, तीक्ष्ण, उष्ण, पित्तवर्धन, उदरशूल, बवासीर, कृमि, प्लीहावृद्धि, वायु-विकार नाशक तथा फलजन्य व्याधियों को नष्ट करने वाली है। यूनानी मत से यह कोष्ठ को मृदु करने वाली होती है और इसे वायुनाशक माना गया है।

अजवायन का महत्व चिकित्सा में इसके बीजों के कारण है, जिसमें से सत निकाला जाता है। इसका प्रयोग देशी एवं पाश्चात्य चिकित्सा में विशेषतया किया जाता है।

घरेलू इलाज

- ❑ उदरशूल के लिए अजवायन, सेंधा नमक, काला नमक, यवक्षार और सौंठ बराबर-बराबर मात्रा में मिलाकर एक से दो माशे तक गर्म पानी के साथ लें। सूखी खांसी में अजवायन के चूर्ण को पान में रखकर चूसना चाहिए। इससे आशातीत लाभ होता है।
- ❑ दाद, खुजली, पुराने जख्म आदि में अजवायन को पानी में पीसकर लगाना चाहिए।
- ❑ यदि इसको नींबू के रस में सात बार मापित करके सेवन किया जाये तो इससे पुरुषत्वहीनता में लाभ होता है।
- ❑ इसके काढ़े से आँखें धोने से आँखें साफ होती हैं।
- ❑ सूखी खांसी में अजवायन के चूर्ण को पान में रखकर चूसना चाहिए।
- ❑ अजवायन के बारीक चूर्ण नस्य लेने से सिरदर्द और नजला नष्ट हो जाते हैं।
- ❑ माशा अजवायन के चूर्ण में 1 माशा काला नमक मिलाकर फंकी लेने से अफारा तथा बाय का गोला शान्त हो जाता है और अजवायन, काली मिर्च, सौंठ तथा नमक पीसकर फंकी लेने से पेट की मंदाग्नि शान्त होती है।
- ❑ बादी, बवासीर के मस्सों के लिए अजवायन के चूर्ण को मस्सों में डालकर इसका धुआं मस्सों को देने से लाभ होता है।
- ❑ सन्धिवात में अजवायन के तेल की मालिश करनी चाहिए।
- ❑ पेट के कीड़ों को नष्ट करने के लिए 2 से 4 माशा की मात्रा में अजवायन के चूर्ण को छाछ से सेवन करना चाहिए।

❑❑

जायफल

जायफल एक सुगन्धित पदार्थ है। जब इसके फल पक जाते हैं तब यह दो भागों में फट जाता है और बीज से लिपटी हुई जालीदार, लाल रंग की आंतर-त्वचा निकल आती है, उसे ही जावित्री कहते हैं।

यह अग्निप्रदीपक, ग्राही तथा बिगड़े हुए गले के स्वर को ठीक करने वाला होता है। कफ, मल की दुर्गन्ध तथा कालापन व कृमि, खांसी, वमन, श्वास दोष, पीनस और हृदय रोग इन सभी को दूर करने वाला होता है।

घरेलू इलाज

- ❑ जायफल को चावल के धोवन में घिसकर पिलाने से हिचकी व उल्टी मिटती है।
- ❑ हिचकी पर काबू पाने के लिए तुलसी की ताजा पत्तियों के साथ जायफल के महीन टुकड़ों को मुख में चबाएं, हिचकी तुरन्त बन्द हो जाएगी।
- ❑ जायफल एवं सौंठ को गाय के घी में घिसकर चटाने से बच्चों को जुकाम के कारण लगने वाले दस्त बन्द हो जाते हैं।
- ❑ बच्चों को दस्त लगने पर जायफल को पानी के साथ घिसकर पिला दें। यह प्रयोग सुबह-शाम करने से बार-बार होने वाले दस्त बन्द हो जायेंगे।
- ❑ मुखदुर्गन्ध होने की अवस्था में इसे चबाने से मुँह से आने वाली दुर्गन्ध दूर होती है।
- ❑ मुख के छालों से छुटकारा पाने के लिए, जायफल का काढ़ा बनाकर कुल्ला करें।
- ❑ जायफल के तेल का फाहा दांत में रखने से दांत की पीड़ा शान्त होती है एवं दांत के कीड़े भी मर जाते हैं।
- ❑ जायफल का चूर्ण सुबह-शाम खाने से पेट दर्द में आराम मिलता है।
- ❑ जायफल को शुद्ध घी में घिसकर आंखों की पलकों पर लेप करके आंखें बन्द कर लेटने से नींद आ जाती है।
- ❑ सर्दियों में दूध के साथ इसके नियमित प्रयोग से पीनस व हृदय रोग भी दूर होता है।

❑❑

जीरा

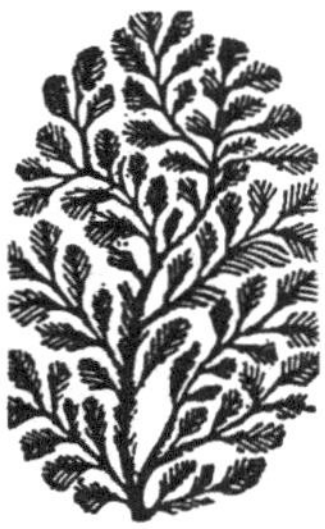

यह दो प्रकार का होता है। काला और सफेद। यह पाचक और भूख बढ़ाने वाला है।

जीरा पाचन क्रिया बिगड़ना, स्त्रियों में दूध की कमी, पेट के रोगों में अत्यन्त गुणकारी है।

पाँच तोला जीरा, सिरके व नींबू के दस तोले रस में भिगोकर सुखायें। फिर छ: माशे सौंठ, चार माशा काले नमक के साथ पीसकर रख लें। यह चूर्ण भोजन पचाने, पेट की वायु को दूर करने व भूख बढ़ाने में लाभदायक होता है। इससे जी नहीं मिचलाता, उल्टी की शिकायत दूर हो जाती है।

यदि स्त्री के स्तनों में दूध कम हो तो सफेद जीरा पीसकर उतनी शक्कर पिसी हुई लें। सुबह-शाम 10-10 ग्राम खायें और ऊपर से दूध पीयें तो आशातीत लाभ होता है। पेट के सभी रोगों के लिए जीरा बहुत फायदेमन्द होता है।

❑❑

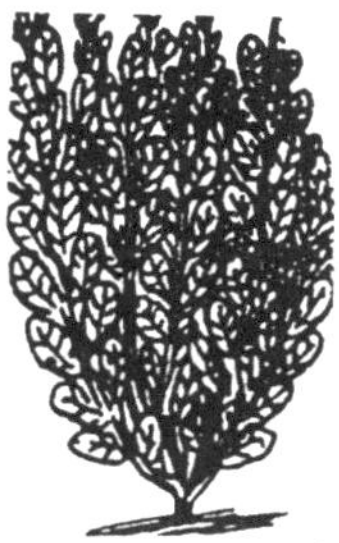

धनिया

यह सिर-दर्द, सरसाम रोग, स्वप्नदोष, चक्कर आना जैसी बीमारियों से मुक्ति दिलाता है।

सब्जी-दाल बनाने में धनिया मसाले की तरह प्रयुक्त किया जाता है। इससे सब्जी-दाल का स्वाद बढ़ जाता है। धनिया मेदे एवं पेट की वायु निकालता है और मस्तिष्क को लाभ पहुँचाता है।

- ❑ सिरदर्द में इसे पीसकर माथे पर लेप कर आराम करें। कुछ ही देर में सिरदर्द दूर हो जाएगा।
- ❑ सरसाम के रोगों में हरा धनिया और ककड़ी को समान मात्रा में मिलाकर इसमें थोड़ा सिरका मिला लें। शीशी में घिसकर इसे रोगी को थोड़ी-थोड़ी देर में सुंघायें तो लाभ होता है।
- ❑ यदि चक्कर आने की शिकायत हो तो सूखा धनिया और सूखा आंवला बराबर मात्रा में लेकर मोटा-मोटा कूट लें। रात को भिगो दें। सुबह पानी छानकर उसमें मिश्री मिलाकर पीएं।
- ❑ अधिक स्वप्नदोष या कामवासना की अधिकता से आई कमजोरी को दूर करने के लिए रात को धनिया (10ग्राम) पानी में भिगो दें। सुबह इसे छानकर पीयें।

❑❑

मिर्च

इससे बीमार अथवा कमजोर व्यक्ति परहेज करता है किन्तु स्वस्थ व्यक्ति को तो थोड़ी मात्रा में इसका सेवन करना ही चाहिए, क्योंकि इससे अंग-प्रत्यंग उत्तेजित होकर गतिशील बनते हैं। इसका तीखापन का असर कम करने के लिए लोग बार-बार पानी पी लेते हैं या चीनी-गुड़ खा लेते हैं, लेकिन उससे उल्टा ही होता है, क्योंकि इससे मिर्च में मौजूद जलन उत्पन्न करने वाला ''कैप्सेकिन'' (Capsaicin) रसायन मुँह में और भी फैल जाता है।

इसकी प्रजातियों में प्रमुख हैं— गाजर के समान, नारंगी के सदृश, शिमला मिर्च, छोटी मिर्च (नामांतर लौंगिया मिर्च अथवा मिर्ची), कोमल (नामांतर पपरीका तथा पीमेन्टी) आदि।

इसकी कच्ची फलियाँ प्राय: हरी और पकने पर लाल हो जाती हैं, इसे अधिक समय तक ताजा रखने के लिए पोलिथिन के पैकेट में बन्द करके फ्रिज में रख दी जाती हैं। कच्ची मिर्च का उपयोग जहाँ सब्जी, सलाद, मसाले और अचार के रूप में होता है, वहीं सूखी फलियाँ अथवा बुकनी मसाले के काम आती है।

इसे खाने से जीभ शून्य हो जाती है, आँखों से पानी आता है तथा पसीना छूटने लगता है, इसलिए बहुत तीखी लगने पर नींबू अथवा अचार जैसी खट्टी चीजें खाकर कुछ राहत पाना चाहते हैं। जबकि थोड़ा-सा दूध मुँह में रख लेना बेहतर होता है, क्योंकि दूध में विद्यमान चर्बी मिर्च में मौजूद ''कैप्सेकिन'' को सोख लेती है।

इसके सेवन से लालस्राव (लार) और पाचक रस की मात्रा में वृद्धि होने के कारण भोजन जल्दी पचता है तथा भूख बढ़ती है, हरी मिर्च में विभिन्न घटक, जैसे— जल, तन्तु, कार्बोहाइड्रेट्स, प्रोटीन, वसा, फॉस्फोरस, कैल्शियम, कैप्सेकिन एवं लौह क्रमश: 02.6, 6.8, 6.1, 2.2, 0.6, 0.08, 0.03, 0.1 तथा 0.012% पाए जाते हैं। इसके अलावा 100 ग्राम हरी मिर्च में विटामिन 'सी' 110 मिलीग्राम, विटामिन 'ई' 2.4 मिलीग्राम, कैरोटीन 454 अंतर्राष्ट्रीय यूनिट इत्यादि पाए जाते हैं। इतना ही नहीं, इसमें मैगनीज, सिलिकॉन, लीथियम, थोरियम, एल्यूमीनियम, टिटेनियम, विटामिन 'ए' 'बी' एवं 'डी' भी कमाबेश पाए जाते हैं। मिर्च सूख जाने पर विटामिन 'ई' कैरोटिन आदि की मात्रा बढ़ जाती है जबकि विटामिन 'सी' कम हो जाता है।

गुण

यह भोजन को स्वादिष्ट और उष्ण बनाती है। इसके सेवन से हैजे की आशंका कम रहती है। आयुर्वेद के अनुसार यह अग्निदीपक तथा पित्त, कफ, अरुचि, व्रण, तन्द्रा और स्वरभेद नाशक है। इसके उपयोग से हृदय, त्वचा तथा जननेन्द्रिय में उत्तेजना आ जाती है। यह गुर्दे के विकार में मूत्र द्वारा अल्ब्यूमिन के बहाव को रोकती है। इसका सेवन मूत्र प्रणाली की सूजन, शुक्राशय (Testis) के विकार, नपुंसकता के लिए भी लाभदायक है। लेकिन अधिक मात्रा में उपयोग से मुँह और पेट में जलन होने लगती है। इसका सेवन सर्दी-खांसी, रक्तस्राव आदि में भी लाभप्रद सिद्ध होता है। एतदर्थ शिमला मिर्च भी स्वास्थ्यप्रद है। इतना ही नहीं, इससे बुद्धि भी तीक्ष्ण होती है।

इससे उड़नशील 'कैप्सीकम ऑयल' भी बनाया जाता है, जो पाचक, दाहक, आंत्र, उत्प्रेरक, शोथनाशक, बाह्य उपयोग से दर्द निवारक एवं कफ निकालने वाला है। इस तेल की थोड़ी देर मालिश से कमरदर्द, कफ के कारण सिरदर्द, पसलियों के दर्द, डिफ्थीरिया, सायटिका इत्यादि में राहत मिलती है।

घरेलू इलाज

- ❑ व्यक्ति के शरीर में सर्पविष की पहचान के लिए दंशित व्यक्ति को काली मिर्च या लाल मिर्च चबाने के लिए देने पर वह चरपरी नहीं लगती है।
- ❑ सरसों के तेल में पकाई गई लाल मिर्च को छानने के बाद उस तेल को चर्मरोगों में लगाना वैसे तो कष्टकर है, किन्तु आयुर्वेद के अनुसार अचूक औषधि है। इसी प्रकार वैधक के अनुसार कफ के कारण उत्पन्न रोग में इसके काढ़े से कुल्ली करना लाभदायक है।
- ❑ हैजे में पाँच लाल मिर्च पानी के साथ महीन पीसकर और छह बताशे मिलाकर पिलाना फायदेमन्द है।

अन्य उपयोग—चूहे के उपद्रव से छुटकारा पाने के लिए उसके बिल के मुँह पर चम्मच भर लाल मिर्च की बुकनी छिड़क देना उपकारक सिद्ध होता है।

सावधानी—इसके अत्यधिक उपयोग से अल्सर, रक्त-विकार, नेत्र रोग तथा दाह होने की आशंका रहती है।

❑❑

मेथी

मेथी प्राय: हर घर में सहजता से सुलभ हो जाती है। वैसे मेथी की पत्तियों का इस्तेमाल सब्जी के रूप में तथा इसके दानों का उपयोग भोजन की सुगन्ध व स्वाद बढ़ाने वाले एक मसाले के रूप में किया जाता है। ये दोनों ही औषधि गुणों से सम्पन्न हैं। इसकी पत्तियों व दानों में प्रोटीन, वसा, खनिज, विटामिन, कैल्शियम, फॉस्फोरस, आयरन, केरोटीन, थायमिन और रिवोप लेबिन जैसे स्वास्थ्यवर्द्धक तत्व भरपूर मात्रा में उपलब्ध रहते हैं।

मेथी की सब्जी तथा दाने मुख्य रूप से उदर-संबंधी रोगों एसिडीटी, अपच, कब्ज, गैस, दस्त, पेट-दर्द आदि में बहुत ही लाभदायक हैं। पाचन-तंत्र की गड़बड़ियों को दूर करने के लिए मेथी का सेवन बहुत फायदेमन्द है। मेथी के दानों के सेवन से पेट-दर्द, बदहजमी और दस्त में तत्काल आराम मिलता है। दो चम्मच मेथी के दानों को एक कप पानी में उबाल कर इसे छानकर चाय बनाकर पीने से आंतों की सफाई होती है। एसिडीटी के इलाज में मेथी के दानों का अत्यधिक महत्व है। पेट के छालों को दूर करने के लिए नियमित रूप से मेथी के काढ़े का उपयोग करना चाहिए। यह काढ़ा एपेंडिक्स में एकत्रित हुई गन्दगी को भी दूर करता है।

इसकी कच्ची फलियाँ प्राय: हरी और पकने पर लाल हो जाती हैं, इसे अधिक समय तक ताजा रखने के लिए पोलिथिन के पैकेट में बन्द करके फ्रिज में रख दी जाती हैं। कच्ची मिर्च का उपयोग जहाँ सब्ज, सलाद, मसाले और अचार के रूप में होता है, वहीं सूखी फलियाँ अथवा बुकनी मसाले के काम आती है।

- ❑ मेथी प्रजनन तथा प्रसव से होने वाले रोगों को भी दूर करती है। प्रसव के बाद शिथिल हुए अंगों को सामान्य आकार प्रदान करने के लिए किसी भी रूप में मेथी का सेवन करना चाहिए। स्तनपान कराने वाली महिलाओं को मेथी के लड्डू खाने चाहिए। स्त्रियों के यौनांगों पर सूजन आने अथवा प्रदर की शिकायत होने पर मेथी के दानों से बने काढ़े का सेवन करना चाहिए तथा उसे सूजे हुए अंगों पर मरहम की तरह लगाना आयुर्वेद द्वारा प्रमाणिक उपचार है।
- ❑ मेथी में लौह तत्व प्रचुर मात्रा में है। इस कारण रक्त संबंधी रोगों में यह बहुत लाभकारी है। रक्ताल्पता में नियमित रूप से मेथी का सेवन बहुत फायदेमन्द माना गया है। इसी प्रकार मेथी की सब्जी में रक्त-शुद्धिकरण का खास गुण होता है। मेथी की तरकारी और दाने-दोनों ही रक्त विकारों को दूर करने की अद्‌भुत क्षमता रखते हैं।

- ❑ मधुमेह के रोगियों को रोजाना दो चम्मच मेथी दानों का चूर्ण दूध के साथ मिलाकर लेना चाहिए। यदि संभव हो तो मधुमेह के मरीज दो चम्मच दानों को पानी के साथ खा लें। मेथी में पाया जाने वाला लेंसीथीन तत्व दिमागी कमजोरी को दूर करता है।
- ❑ बालों की रूसी तथा खुश्की को दूर करने के लिए मेथी के दानों को रात भर पानी में भिगोकर पेस्ट बना लें, फिर इस पेस्ट को सिर में कम से कम आधे घंटे तक लगा रहने दें। बाद में आंवला, शिकाकाई से सिर धो लें। इससे रूसी समाप्त हो जाएगी व बालों की जड़ें मजबूत होंगी।
- ❑ सांस व मुँह में दुर्गन्ध की शिकायत होने पर मेथी के दानों को पानी में उबाल कर उस पानी से गरारे करें। अवश्य लाभ होगा। मेथी के पानी को दांतों पर रगड़ने से दांत मजबूत होते हैं और दांत-क्षय रोग नष्ट होता है।
- ❑ मेथी के पत्ते के अर्क से गरारे करने से मुँह में हो रहे छाले ठीक हो जाते हैं। मेथी के दानों को पीसकर पेस्ट की तरह बनाकर आँखों के नीचे लेप करने से आँखों के आसपास का कालापन दूर हो जाता है।
- ❑ मछली के तेल में पाये जाने वाला तत्व ''इस्मेथाइलिमिन'' मेथी में भी प्रचुर मात्रा में होता है। अत: मेथी शाकाहारियों के वास्ते मछली के तेल के विकल्प का कार्य करती है।
- ❑ मेथी के चूर्ण तथा काढ़े से स्नायु-रोग, सूखा रोग, बहुमूत्र, अतिसार, पथरी, बुखार, पेचिश, टांसिल्स, रक्तचाप, मानसिक तनाव आदि विभिन्न रोगों में आश्चर्यजनक रूप से लाभ होता है।

मेथी का काढ़ा बनाने के लिए मेथी के दानों को रात-भर पानी में गलाना चाहिए। सवेरे उन गले हुए दानों को मसल लें तथा धीमी आंच पर पकाकर छान लें। इसकी कड़वाहट बहुत अधिक होगी, किन्तु आप इसे उपयोग में लेने से पूर्व इसमें थोड़ा दूध व गुड़ मिला सकते हैं।

❑❑

राई

देखने में सरसों जैसा यह पौधा सर्षपकुल का है। इसका पौधा 2 से 5 फुट तक ऊंचा होता है। फूल गुच्छे में आते हैं, ग्रीष्म में फसल पक जाती है। इसके पत्ते मूली के पत्ते से मिलते-जुलते हैं। पूर्वी एशिया, अफ्रीका तथा दक्षिण अमेरिका में कई क्षेत्रों में इसकी खेती होती है। राजस्थान, महाराष्ट्र, पश्चिमी उत्तर-प्रदेश आदि में भी इसकी खेती होती है।

इसकी तीन किस्में होती हैं— लाल, काली और सफेद। हमारे देश में सफेद राई नहीं होती। लाल की अपेक्षा काली राई अधिक गुणकारी मानी जाती है। लाल राई के पत्ते, बीज और तेल तथा काली राई के बीज तथा तेल आमतौर पर प्रयोग में आते हैं।

राई का मुख्य रूप से उपयोग मसाले के रूप में होता है। इसके बीजों का तेल निकाला जाता है, जो भूरापन लिए पीला तथा सुनहरी पीला आभा वाला होता है। एक विशिष्ट किस्म की तेज गंध इसमें होती है।

घरेलू इलाज

- वातशूल में काली राई, सहिजन की छाल समान मात्रा में लेकर गाय के मट्ठे में पीस कर लेप बना कर लगाएं।
- आधा सीसी के सिर दर्द में काली राई तथा कबूतर की बीट का लेप करें।
- कब्ज से जठराग्नि मन्द हो गई हो तो काली राई की फंकी लेनी चाहिए।
- जुकाम में काली राई को नाक, पाँव के तलवों पर मालिश करें।
- बिच्छू के दंश पर कपास के हरे पत्ते तथा काली राई पीस कर काटे स्थान पर लगाएं।
- बच्चों की खांसी में छाती पर काली राई के तेल की मालिश करें।
- उल्टी हो रही हो तो राई के लेप को पेट तथा छाती पर लगाएं, यदि उल्टी करवानी हो तो काली राई के आटे को पानी में घोल कर पिलाएं।
- सर्प के दंश में बड़ी मात्रा में काली राई का चूर्ण खिला कर पानी पिलाएं ताकि उल्टी हो जाए और विष का प्रभाव समाप्त हो जाए।

कुछ अन्य उपयोगी बातें

1. राई की पुल्टिस बनाने के लिए बड़े आदमियों के लिए अलसी 3 भाग, राई 1 भाग तथा बच्चों के लिए अलसी चूर्ण राई से 12 या 15 गुना लें। इसे ठण्डे जल से बनानी चाहिए, पुल्टिस त्वचा पर 15 मिनट से अधिक नहीं रखें।
2. राई की शुद्धि औषधीय प्रयोग करने से पहले कर लेनी चाहिए। राई के दानों को हल्का-सा गर्म पानी लगा कर साफ वस्त्र पर फैला देना चाहिए, सूखने पर उसे चक्की में डाल कर दल लें। इससे छिलके उतर जायेंगे। छिलके उड़ा कर अब सूप से इन्हें अलग कर लें। साफ बची राई की गिरी को पीस कर आटा बना लें। इसे साफ बोतल में भर लें।
3. राई का लेप बनाने के लिए राई को पीस कर साफ मलमल के कपड़े पर लेप करें। थोड़ा सूखने पर ही उलट कर जहाँ बांधना हो वहाँ रख कर पकड़े रहें। अधिक देर तक न रखें वरना फुन्सियाँ हो सकती हैं।

❑❑

लौंग

लौंग की छोटी-सी काली कली गुणों की खान है। यह कटु, चरपरी, हल्की, कसैली होती है। यह नेत्रों के लिए अत्यन्त गुणकारी है। यह पाचक तथा रुचि को बढ़ानेवाली होती है। यह कफ-पित्त दोष को शान्त करने वाली तथा दूषित रक्त को शुद्ध करने वाली होती है।

लौंग में तेज गंध वाला उड़नशील तेल रहता है जो खाद्य संरक्षण के काम आता है। यह तेल सल्फर डाई-ऑक्साइड व बैंजोइक एसिड से अधिक सुरक्षित व बढ़िया रहता है। यह खमीर उठने से रोकता है।

लौंग में सूक्ष्मजीवों को मारने की शक्ति है, इसलिए 'ऐंटीसैप्टिक' और 'ऐंटी बायटिक' दवाओं में लौंग का इस्तेमाल होता है। टूथपेस्ट और माउथवाश का तो यह खास अंग है। मुँह और गले में लगाई जाने वाली तमाम दवाओं में लौंग का तेल मिलाया जाता है।

घरेलू इलाज

- खांसी में लौंग को अंगारों पर भून कर फूल जाने के बाद उसे मिश्री के टुकड़े के साथ मुँह में रखने से खांसी बन्द हो जाती है। भुनी लौंग को शहद के साथ दिन में तीन बार चाटने से आराम मिलता है।
- दो लौंग मुँह में रखकर धीरे-धीरे चबाने से या पानी के साथ पीसकर गुनगुना कर सेवन करने से जी मिचलाना बन्द हो जाता है।
- चार-पाँच लौंग को पानी में उबालें। जब उसमें पानी आधा शेष रह जाए तो उसमें मिश्री या शक्कर मिलाकर पीएं। इससे उल्टी में लाभ होगा। इस काढ़े से सिरदर्द में भी आराम मिलता है।
- लौंग व हरड़ को पानी में उबालकर उसमें थोड़ा सेंधा नमक मिलाकर पीने से अपच, अजीर्ण दूर होता है।
- पेट का भारीपन, अरुचि, अपचन, डकारों आदि में लौंग को तेल का सेवन फायदेमन्द होता है।

- दाँत के दर्द में लौंग के तेल की फुरैरी लगाने से आराम मिलेगा। तेल न हो तो लौंग को दांतों के बीच दबाकर खायें।
- पायरिया होने पर दाँतों पर लौंग के तेल की मालिश करने और लौंग चूसते रहने से फायदा होता है। इसके सेवन से मुँह की दुर्गन्ध चली जाती है।
- लौंग और हल्दी को पीसकर फोड़े पर लगाने से आराम मिलता है। इससे नासूर भी ठीक हो जाता है।
- चार लौंग को एक गिलास पानी में उबालकर रख लें। थोड़ी-थोड़ी देर बाद उस पानी के सेवन से अधिक प्यास लगनी बन्द हो जाती है।
- लौंग को भूनकर चाटने से गले की खराश दूर होती है।
- किसी भी रूप में लौंग के नियमित सेवन से मूत्र विकार दूर होते हैं।
- भिगोई हुई लौंग को पीसकर शीतल पानी और मिश्री के साथ पीने से हृदय की जलन दूर हो जाती है।
- लौंग को पानी में पीसकर, गर्म करके ललाट और कनपटियों पर लेप करने से स्नायविक मस्तक शूल में आराम मिलता है।
- संधिवात दर्द, सिर शूल तथा दांत दर्द में लौंग का तेल आराम पहुँचाता है। गठिया में लौंग के तेल की मालिश लाभकारी है।
- लौंग व चिरायता बराबर मात्रा में लेकर पीसकर पीने से ज्वर में लाभ होगा व ज्वर के बाद की कमजोरी मिटेगी।

❑❑

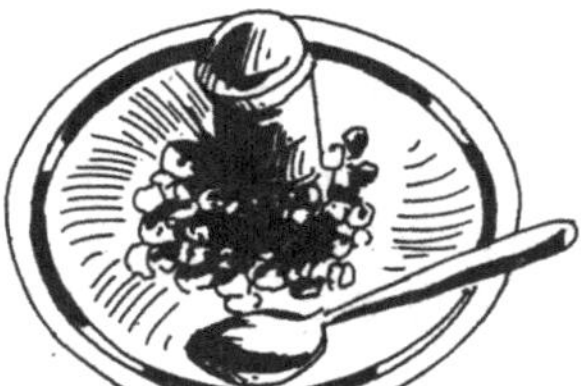

हींग

भोजन को स्वादिष्ट व सुगंधित बनाने के लिए प्राय: हींग का प्रयोग किया जाता है। हींग केवल मसाला ही नहीं एक उत्तम औषधि भी है। हींग पेट की बीमारियों में तो रामबाण औषधि मानी जाती है। आयुर्वेद विशेषज्ञों के अनुसार हींग रक्त का शोधन करती है तथा गर्म प्रकृति वाली औषधि है।

हींग का तेल उड़नशील पदार्थ है जो सेवन करने के बाद जल्दी ही शरीर से बहिर्गत हो जाता है। यह प्राय: मूत्र, पसीना व स्त्रियों में दूध के रास्ते बाहर निकलता है। हींग का तेल रज:स्राव वर्द्धक होता है। यह वात नाशक होता है।

औषधि के रूप में हींग को 100मिलीग्राम में 500मिलीग्राम तक शरीर के बराबर व आयु के अनुसार प्रयोग में लाया जाता है। हींग का तेल आधी बूंद से तीन बूंद तक प्रयोग में लाया जा सकता है। इसे प्राय: बताशे में रखकर खाते हैं।

घरेलू इलाज

- ❑ यदि पेट में गैस बन रही हो तो दाल या सब्जी में हींग का छौंक अवश्य लगाएं। यदि अफारे की स्थिति पैदा हो गई हो तो हींग भूनकर उसमें काला नमक मिलाकर पीस कर गुनगुने जल से सेवन करें, अफारा निश्चित ही खत्म हो जाएगा।
- ❑ यदि कब्ज की शिकायत हो तो हींग के चूर्ण में थोड़ा-सा मीठा सोडा मिलाकर फांक लें, शीघ्र लाभ होगा। यदि खाना हजम न हो रहा हो तो थोड़ी-सी हींग, सेंधा नमक व जीरे के साथ पीसकर गुनगुने पानी के साथ फांक लें, खाना हजम हो जाएगा। इसके लिए हींग 200मिलीग्राम, सेंधा नमक 500मिलीग्राम तथा जीरा 1 ग्राम लेकर पीसें।
- ❑ पेट में अपच की शिकायत रहती हो तो एक छोटा चम्मच हिंगवाष्टक चूर्ण घी व पके चावल के साथ सेवन करें, अपच दूर हो जाएगी। हिंगवाष्टक चूर्ण वैसे तो बाजार में मिल जाता है फिर भी आप चाहें तो निम्न प्रकार से स्वयं भी बना सकते हैं :—

हिंग्वाष्टक चूर्ण बनाने के लिए सोंठ, मिर्च (काली), पीपल, अजवायन, सेंधा नमक, सफेद जीरा व काला जीरा प्रत्येक बीस ग्राम लें। इनको महीन पीसकर चूर्ण बना लें और कपड़े में से छान लें। इसके बाद घी में भुनी हींग का चूर्ण 2.5 भाग लेकर इस चूर्ण में भली प्रकार मिला लें तथा एक साफ व ढक्कनदार शीशी में भर कर रख लें। इस चूर्ण को तीन-तीन ग्राम की मात्रा में गरम जल के साथ प्रयोग करें। बच्चों के लिए 1 से 2 ग्राम तक ही पर्याप्त है। यदि पेट दर्द, अजीर्ण, कुपच होकर दस्त हो तो इसकी उक्त मात्रा के साथ 500 मिलीग्राम शंख भस्म और मिला लें।

- हिस्टीरिया के दौरे से बेहोश रोगी को हींग सुंघाने से वह शीघ्र ही होश में आ जाता है। यदि उसे थोड़ी-सी हींग खिला दी जाए तो वह जल्दी ही सामान्यावस्था में आ जाता है। कई बार बुखार में शरीर ठंडा पड़कर 'सन्निपात' की स्थिति बन जाती है। पानी में घिसकर हाथ-पैरों पर हींग की मालिश 'सन्निपात' में लाभप्रद होती है।

हींग को भूनकर ही काम में लाना उचित रहता है क्योंकि कच्ची हींग वमन करा देती हैं।

❑❑

हल्दी

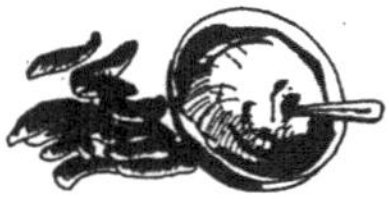

- ❑ शरीर के किसी भी हिस्से में चोट या सूजन आ जाने पर हल्दी और चूने का लेप बनाकर लगाएं। इससे मोच और सूजन दूर हो जाएगी।
- ❑ हल्दी व नारियल का तेल लगाने से दाद, खाज, खुजली व अन्य चर्म रोगों से छुटकारा मिलता है।
- ❑ चन्दन की लकड़ी तथा हल्दी को पानी में घिसकर चेहरे पर लगाएं, इससे मुंहासे दूर होते हैं।
- ❑ हल्दी को दूध में पीसकर शरीर पर लेप करें, शरीर की दुर्गन्ध दूर होती है।
- ❑ हल्दी और लौंग को पीसकर नासूर पर लेप करने से काफी आराम मिलता है।
- ❑ हल्दी और सरसों का तेल मिलाकर मंजन करने से पायरिया दूर होता है। दाँत व मसूढ़े भी मजबूत होते हैं।
- ❑ घाव पर हल्दी का चूर्ण छिड़कने से घाव जल्दी भरता है।
- ❑ कभी आंखें लाल हो जाती हैं या दर्द महसूस होता है तो उस समय हल्दी लगाकर कपड़ा गीला करके आंख पर रखें।
- ❑ दूध की मलाई में हल्दी मिलाकर चेहरे पर लगाने से त्वचा कोमल व कांतिमय होती है। इससे शुष्क त्वचा भी कोमल होती है।
- ❑ जुकाम, नाकबन्द, गले की खराबी व टांसिल्स के दर्द से निजात दिलाने में हल्दी काफी सहायक होती है।
- ❑ हल्दी में मूंगफली, आटे व दूध को मिलाकर लेप लेप गर्दन पर लगाएं। कुछ देर बाद गर्दन धो लें। गर्दन का कालापन साफ हो जाता है।
- ❑ आंवले का रस, हल्दी तथा शहद के प्रयोग से सभी प्रकार के प्रमेहों में अच्छा लाभ होता है।
- ❑ शिर शूल एवं जोंक के काटने पर रक्तप्रवाह को रोकने के लिए हल्दी का लेप लाभदायक होता है।
- ❑ यदि चक्कर आता हो तो ताजी हल्दी का सिर पर लेप करने से लाभ होता है।
- ❑ खांसी में हल्दी भूनकर 1-2माशा (लगभग 8ग्राम) शहद अथवा घृत के साथ चाटने से फायदा होगा।
- ❑ बिच्छू तथा सर्प आदि के काटने पर वेदना शान्त करने के लिए हल्दी का धुआं देते हैं।

उपरोक्त तकलीफों के अलावा हल्दी का उपयोग कफविकार, चर्म रोग, रक्त विकार, कामला, यकृत विकार, अतिसार, प्रदर तथा नेत्रभिष्यन्द आदि रोगों में भी होता है। ❑❑

घीया (कद्दू)

- गर्मी की वजह से सिर में दर्द हो जाय तो घीया का गूदा निकालकर खूब बारीक करके लेप करें।
- घीये का गूदा एक छटांक, लहसुन का एक तोला आधा सेर पानी में उबालें। जब पानी आधा रह जाय तो छान कर कुल्ला करें। दाँत दर्द में लाभ मिलता है।
- मुँह से खून आता है तो घीये का छिलका छाया में सुखाकर बारीक करके बराबर ही कूंजा मिश्री में मिला लें। 6 माशा ताजा पानी के साथ दिन में दो बार खायें। खांसी के साथ खून आना बन्द करेगा। गर्म चीज का परहेज करें। यह 25 दिन तक खायें।
- घीये का छिलका उतारकर बारीक पीस लें। 6 माशा शाम को ताजा पानी के साथ 5-6 दिन खायें। खूनी दस्त व खूनी बवासीर में फायदा करेगा। खुराक में खिचड़ी खायें।
- अगर पेशाब रुक गया हो तो घीये का रस एक तोला, कलमीशोरा 2 माशा, मिश्री दो तोला, पानी एक पाव में मिलाकर दिन में दो बार पीयें। पेशाब खुलकर आयेगा।
- गुर्दा दर्द में घीये का गूदा थोड़ा गर्म करके दर्द की पर जगह लेप करें।
- दमा रोग से निदान पाने के लिए ताजा घीया लेकर उसके चारों ओर कोई कपड़ा पानी में भिगोकर लपेट दें। इस घीया को आधे घंटे तक गर्म बालू के अन्दर रखें। जब यह भुन जाये तो निकाल कर फर्श पर रख दें और घुमायें। अब इस घीया का रस निकाल लें। घीया के इस रस को चालीस दिन तक दमा के रोगी को पिलायें। दमा का रोग पूरी तरह नष्ट हो जायेगा और श्वांस क्रिया स्वाभाविक होने लगेगी।
- अधिकतर पैरों के तलवों में गर्मी के कारण जलन होने लगती है। इस रोग से मुक्ति पाने के लिये घीये के टुकड़े करके हाथ से तलवों में घीया की मालिश करवायें। मालिश कम से कम आधा घंटा तक करें। एक माह में दस-पन्द्रह बार इस क्रिया को करें। रोग से मुक्ति मिलेगी। यदि घीया को छील कर अन्दर के भाग से मालिश करायें तो अति उत्तम होगा और शीघ्र लाभ होगा।

❑❑

पोदीना

पोदीना सुगन्धित, सुपाच्य तथा रुचिवर्द्धक होता है। इसका प्रयोग सुगन्ध के लिए किया जाता है। इसकी चटनी और रायता भी बनाया जाता है।

घरेलू इलाज

- पोदीना 6 ग्राम तथा छोटी इलायची 3 ग्राम—दोनों को आधा किलो पानी में उबाल लें। इस पानी को थोड़ा-थोड़ा करके कई बार पिलाने से बदहजमी, पेट का दर्द, कै, मतली, हैजा तथा तीव्र प्यास की शिकायतें दूर हो जाती हैं।
- पोदीना को शराब में पीसकर लगाने से चेहरे दाग-धब्बे, झाईं आदि दूर हो जाते हैं। आँखों के नीचे जो काला घेरा-सा हो जाता है वह भी इसके प्रयोग से कुछ दिनों में दूर हो जाता है।
- बिच्छू, बर्र आदि विषैले जीव ने जिस स्थान पर डंक मारा हो, वहाँ पोदीना को पीसकर लगा देने से आराम मिलता है।
- पोदीने का अर्क निकालकर टपका देने से नाक, कान तथा अन्य अंगों के घाव के कीड़े नष्ट हो जाते हैं।
- हरा पोदीना 10 ग्राम तथा लाल शक्कर 20 ग्राम दोनों को पानी में उबाल कर पिलाने से पित्ती रोग दूर होता है।
- पोदीना 6 ग्राम को पीस-छानकर 100 ग्राम चूने के पानी के साथ मिलाकर कुछ दिनों तक निरन्तर प्रयोग करने से पिंडलियों की रगों के फूल कर मोटी हो जाने की बीमारी में लाभ होता है।

छुहारा

छुहारे को खारक भी कहते हैं। यह पिण्ड खजूर का सूखा हुआ रूप होता है। जैसे अंगूर का सूखा हुआ किशमिश और मुनक्का होता है। छुहारे का प्रयोग मेवा के रूप में किया जाता है। इसके मुख्य भेद दो हैं— 1. खजूर और 2. पिण्ड खजूर।

परिचय

यह नारिकेल (Palmac) कुल का 30 से 50 फुट ऊँचे वृक्ष का फल होता है। खजूर, पिण्ड खजूर और गोस्तन खजूर (छुहारा)— ये तीन भेद भाव प्रकाश में बताये गये हैं जिसे 'खर्जूरत्रितय' कहा है। तीनों भेदों के गुण एक समान हैं। खजूर के पेड़ भारत में सर्वत्र पाये जाते हैं। सिन्ध और पंजाब में इसकी खेती विशेष रूप से की जाती है। पिण्ड खजूर उत्तरी अफ्रीका, मिस्त्र, सीरिया और अरब देशों में पैदा होता है। इसके वृक्ष से रस निकालकर नीरा बनाई जाती है।

गुण

यह शीतल, रस तथा पाक में मधुर, स्निग्ध, रुचिकारक, हृदय को प्रिय, भारी, तृप्तिकारक, ग्राही, वीर्यवर्द्धक, बलदायक और क्षत, क्षय, रक्तपित्त, कोठे की वायु, उलटी, कफ, बुखार, अतिसार, भूख, प्यास, खांसी, श्वास, दमा, मूर्च्छा, वात पित्त और मद्य सेवन से हुए रोगों को नष्ट करने वाला होता है। यह शीतवीर्य होता है पर सूखने के बाद छुहारा गर्म प्रकृति का हो जाता है।

उपयोग

खजूर के तीनों भेदों के गुण कमोबेश एक समान हैं पर इनका उपयोग अलग-अलग ढंग से किया जाता है। खजूर के पेड़ से रस निकाल कर 'नीरा' बनाई जाती है जो तुरन्त पी ली जाए तो बहुत पौष्टिक और बलवर्द्धक होती है और कुछ समय तक रखी जाए तो शराब बन जाती है। इसके रस से गुड़ भी बनाया जाता है। वातपित्त शामक होने से इसका उपयोग वात और पित्त का शमन करने के लिए किया जाता है। यह पौष्टिक और मूत्रल है। हृदय और स्नायविक संस्थान को बल देने वाला तथा शुक्र दौर्बल्य दूर करने वाला होने से इन व्याधियों को नष्ट करने के लिए उपयोगी है। इसके वृक्ष के रस से बनाई गई ताजी नीरा कमजोरी, दुबलापन और पेशाब की रुकावट व जलन दूर करने में उपयोगी होती है।

रासायनिक विश्लेषण

वैज्ञानिक विश्लेषण से पता चलता है कि खजूर के 100 ग्राम खाने योग्य भाग में 15 से

16प्रतिशत तक आर्द्रता, 2.5ग्राम प्रोटीन, 75से 76ग्राम तक कार्बोहाइड्रेटस, 0.35से 0.40ग्राम तक वसा, 2से 2.1ग्राम तक खनिज (मिनरल्स), 3.9ग्राम के लगभग रेशे, 120मिलीग्राम तक कैल्शियम, 50मिलीग्राम तक फॉस्फोरस, 7.3मिलीग्राम तक लौह (आयरन), 3मिलीग्राम विटामिन 'सी', कुछ मात्रा में विटामिन बी-कॉम्पलैक्स व कुछ अन्य उपयोगी पदार्थ होते हैं। 100ग्राम खजूर से लगभग 317कैलोरी ऊर्जा मिलती है।

घरेलू इलाज

- शरीर के दुबले-पतलेपन को दूर करके पुष्ट, सुडौल और भरा हुआ शरीर करने के लिए यह उपाय करें— 4छुहारे एक गिलास दूध में उबाल कर ठण्डा कर लें। प्रातःकाल या रात को सोते समय गुठली अलग कर दें और छुहारों को खूब चबा-चबा कर खाएँ और दूध पी जाएं। इस प्रयोग को शीत और बसन्तकाल में ही करना चाहिए। लगातार 3-4माह सेवन करने से शरीर का दुबलापन दूर होता है। चेहरा भर जाता है, सुन्दरता बढ़ती है बाल लम्बे व घने होते हैं और बलवीर्य वृद्धि होती है। यह प्रयोग नवयुवा, प्रौढ़ और वृद्ध आयु के स्त्री-पुरुष सबके लिए उपयोगी और लाभकारी है।
- छुहारे की गुठली को पानी के साथ पत्थर पर घिस कर, इसका लेप घाव पर लगाने से घाव ठीक होता है। आँख की पलक पर गुहेरी हो तो उस पर लेप लगाने से गुहेरी ठीक होती है।
- प्रात: खाली पेट दो छुहारे टोपी सहित खूब चबा-चबा कर दो सप्ताह तक खाएँ। तीसरे सप्ताह से 3छुहारे लेने लगें और चौथे सप्ताह से चार छुहारे खाने लगें। चार छुहारे से ज्यादा न लें। यह प्रयोग कम से कम 3माह तक (शीत और बसन्त ॠतु में) करें। इस प्रयोग के साथ ही रात को सोते समय दो सप्ताह तक दो छुहारे, तीसरे सप्ताह में तीन छुहारे और चौथे सप्ताह में से बारहवें सप्ताह तक यानि तीन माह पूरे होने तक चार छुहारे एक गिलास दूध में उबाल कर, गुठली हटाकर, खूब चबा-चबा कर खाएँ और ऊपर से दूध पी लें। यह प्रयोग स्त्री पुरुषों को अपूर्व शक्ति देने वाला, शरीर को पुष्ट और सुडौल बनाने वाला तथा पुरुषों को शीघ्रपतन रोग को नष्ट करने वाला है।
- एक मोटे और गूदेदार छुहारे को तेज चाकू या छुरी से, बीच में खड़ा कर चीरा लगा कर, गुठली इस ढंग से निकालें कि छुहारे के दो टुकड़े न हों। अब इसमें असली शुद्ध केसर की 4-5पखड़ियाँ डाल दें और छुहारे को वापिस जोड़ कर इस पर धागा लपेट दें ताकि केसर बाहर न निकल सके। पाव भर दूध में इस छुहारे को डाल कर मन्दी आंच में शाम को तब तक उबालें जब तक दूध आधा गिलास न रह जाए। इसके बाद उतार कर ठण्डा कर लें और छुहारे को खूब मसल कर मोटे कपड़े से निचोड़ कर छान लें। छुहारे की लुगदी फेंक दें और दूध एक-एक घूंट कर करके सोते समय पीएं। इसके बाद पानी न पीएं सिर्फ कुल्ले करके मुँह साफ कर लें। यह प्रयोग पति-पत्नी दोनों के लिए बहुत शक्ति देने वाला है और यौन शक्ति बढ़ा कर यौन-दौर्बल्य, अरुचि, शिथिलता आदि दोष दूर करने वाला है।

- दमा के रोगी को प्रतिदिन सुबह-शाम 2-2 छुहारे खूब चबा कर खाना चाहिए। इससे फेफड़ों को शक्ति मिलती है और कफ व सर्दी का प्रकोप कम होता है।
- सर्दी-जुकाम होने पर, दो दिन छोड़ कर यानी जुकाम होने के दो दिन बाद यह प्रयोग करना चाहिए— 4 पिण्ड खजूर साफ कर लें और गुठली हटा कर, पिण्ड खजूर के गूदे को काट कर टुकड़ कर लें। पाव भर दूध में ये टुकड़े और 4 काली मिर्च व एक बड़ी इलायची डाल कर उबालने के लिए रख दें। खूब उबाल कर उतार लें और एक चम्मच शुद्ध घी डाल दें। सोने से पहले टुकड़े खा लें और दूध पी लें। ऐसा 3-4 रात तक करने से सर्दी, जुकाम तो ठीक होता ही है साथ ही इस कारण सिर में दर्द या भारीपन होना, सूखी खांसी, थकावट, हल्का बुखार, भूख की कमी और कमजोरी आदि व्याधियाँ भी ठीक हो जाती हैं।
- शरीर और बल-पुष्टि और वजन बढ़ाने के लिए जब तक पिण्ड खजूर उपलब्ध हो तब तक प्रतिदिन प्रातः नाश्ते के रूप में 10-15 पिण्ड खजूर खूब चबा-चबा कर, एक-एक घूंट दूध पीते हुए खाना चाहिए। यह बहुत ही उत्तम और बलपुष्टिवर्द्धक प्रयोग है जो शरीर का दुबलापन दूर कर शरीर को पुष्ट और सुडौल बनाने के साथ त्वचा को चिकना, साफ और चमकीला बनाता है, बाल घने व लम्बे करता है, चेहरे पर निखार लाता है, पिचके हुए गालों को भरता है और एसिडिटी एवं गैस ट्रबल को नष्ट करता है। युवक-युवतियों और प्रौढ़ व वृद्ध स्त्री-पुरुषों सभी के लिए उत्तम प्रयोग है। दम्पत्ति को तो यह प्रयोग अवश्य ही करना चाहिए। एक बात का ख्याल रखें कि पिण्ड खजूर की संख्या अपनी पाचन शक्ति के अनुकूल ही रखें क्योंकि पचने में भारी होने से इसे ज्यादा मात्रा में खाने पर अपच हो जाती है और पेट भारी हो जाता है। यौन दौर्बल्य और शीघ्रपतन के रोगी पुरुषों को तो नाश्ते में पिण्ड खजूर का सेवन 2-3 माह तक करना ही चाहिए, बहुत लाभ होगा।
- जो बच्चे दुबले-पतले और कमजोर हों उनको भी सुबह नाश्ते में 2-3 पिण्ड खजूर मिला कर दूध पिलाना चाहिए। पिण्ड खजूर के गूदे के टुकड़े करके प्लेट में रख कर दें और एक-एक घूंट दूध पीते हुए 1-1 टुकड़ा खूब चबा-चबा कर खाने के लिए समझा कर माताएँ सामने बैठकर नाश्ता कराएं तो बच्चे खूब स्वस्थ और सुडौल शरीर वाले रहेंगे।

भाषा भेद से नाम भेद—

संस्कृत—खर्जूर। **हिन्दी**—खजूर, पिण्ड खजूर, छुहारा, खारक। **मराठी**—शिंदी-खजूर। **गुजराती**—खजूर, खारेक। **बंगला**—खेजूर, छोहारा। **तेलुगु**—खजूर पंडु, खर्जूरम। **तमिल**—इन्जुकर्चुर, पेरेण्डु। **मलयालम**—इत्तपालम। **कन्नड**—कजुरा, इंचिलु। **फारसी**—खुरमा। **अंग्रेजी**—Date **लैटिन**— Phoenix Sylvestris

अंजीर

अंजीर एक सूखा लेकिन अन्दर से स्निग्ध और बारीक-बारीक अनगिनत बीजों वाला फल होता है। अंजीर एक ऐसा सूखा मेवा है जिसका उपयोग अन्य मेवों की तरह व्यंजनों में तो लगभग नहीं के बराबर होता है, लेकिन औषधि के रूप में इसका उपयोग सफलतापूर्वक किया जाता है।

परिचय

अंजीर का वानस्पतिक कुल 'वटकुल' है। एशिया माइनर में कैरिका नामक स्थान इसका मूल उत्पत्ति स्थान माना जाता है, वैसे पूरब में तुर्की से लेकर पश्चिम में स्पेन, पुर्तगाल तक, भूमध्य सागर के तटवर्ती प्रदेशों में, अमेरिका, फारस, अफगानिस्तान, बिलोचिस्तान और भारत में कश्मीर, पंजाब और दक्षिण भारत में भी इसकी खूब पैदावार की जाती है। चूना वाली भूमि में इसकी पैदावार अच्छी होती है।

गुण

यह मीठे स्वाद और थोड़ी हीक वाला, भारी, स्निग्ध, रस में मधुर, शीतवीर्य, विपाक होने पर मधुर, वात और रक्तपित्त का शमन करने वाला, रुचिकारी, रक्तविकार और कब्ज का नाश करने वाला है। अधिक मात्रा में सेवन करने पर आमवात करने वाला होता है। यूनानी चिकित्सा पद्धति के अनुसार इसकी जड़ पौष्टिक और सफेद दाग व दाद दूर करने वाली है और फल सूजन दूर करने वाला, पथरी गलाने वाला, यकृत व तिल्ली के विकार नष्ट करने वाला, बलपुष्टि करने वाला होता है।

उपयोग

अंजीर का पका हुआ और लवण जल से संस्कारित मीठा फल ही उपयोग में लेने योग्य होता है। हरे व कच्चे फल के स्पर्श से त्वचा में लालिमा और फोड़े हो जाते हैं। इसका पका हुआ और संस्कारित किया हुआ जो फल माला के रूप में बाजार में मिलता है वह एक वर्ष तक गुणयुक्त और उपयोगी रहता है।

रासायनिक संघटन

इसका रासायनिक संघटन इस प्रकार है— आर्द्रता- 80.8%, प्रोटीन- 0.03, खनिज-

0.6. कार्बोहाइड्रेट- 17.1, कैल्शियम- 0.06, फॉस्फोरस- 0.03% पाया जाता है। लौह- 1.2 मि.ग्रा., कैरोटीन 270 इ.यु., निकोटिनिक अम्ल- 0.6 मि.ग्रा., राइबोफ्लेविन 50 मि.ग्रा.ए एस्कोर्बिक एसिड- 2 मि.ग्रा. प्रति 100 ग्राम होते हैं। ताजे फलों में 13-20% और सूखे फलों में 42-62% शर्करा होती है। बीजों में 30% स्थिर तेल होता है।

घरेलू प्रयोग

बवासीर के रोगी के लिए अंजीर एक मित्र के समान है। दो अंजीर 4-4 टुकड़े करके शाम को पानी में डाल दें और सुबह पानी से निकाल कर इन टुकड़ों को खूब चबा-चबा कर खाली पेट खा लें। इसी प्रकार सुबह को भिगोकर शाम को खायें। 8-10 दिन तक यह प्रयोग करने पर रोगी को बहुत लाभ होता है। जब तक जरूरी हो तब तक सेवन करते रहें। कब्ज के रोगी के लिए भी यह प्रयोग बहुत लाभप्रद है। इस प्रयोग के साथ एक प्रयोग और भी करें। सूखे पके अंजीर, मुनक्का, छोटी हरड़ और मिश्री— चारों को बराबर मात्रा में लेकर कूट पीस कर 5-5 ग्राम की गोलियाँ बना कर सुखा कर शीशी में रख लें। यह 1-1 गोली, भिगोये हुए अंजीर के साथ सुबह-शाम खाएं। खूनी बादी बवासीर दूर करने के लिए दोनों प्रयोग बहुत लाभकारी हैं।

गांठ व फोड़े

हरे या सूखे अंजीर पीस कर पानी में डालकर औटाएं। गाढ़ा लेप बनाकर गुनगुना गर्म गांठ या फोड़े पर लगाने से सूजन दूर होती है।

खांसी

एक अंजीर के चार टुकड़े करके खूब चबा-चबा कर सुबह-शाम खाने से कफ वाली खांसी ठीक होती है।

कब्ज

एक अंजीर के चार टुकड़े करके एक कप या एक गिलास दूध में डाल कर थोड़ी देर तक उबाल कर दूध को औटाएं। रात को सोते समय अंजीर के टुकड़े चबाते हुए, गुनगुने दूध को घूंट-घूंट कर पीएं। इस प्रयोग से कब्ज नष्ट होती है और सुबह शौच खुल कर होता है। यह प्रयोग जितने दिन करना चाहें कर सकते हैं, क्योंकि कब्ज दूर करने के साथ ही यह पौष्टिकता भी देता है।

सफेद दाग

सफेद दाग शुरू होते ही अंजीर के पत्तों के रस में इसकी जड़ घिस कर लेप तैयार

कर सफेद दाग पर लगाने से उसका बढ़ना बन्द हो जाता है और धीरे-धीरे दाग मिट जाता है।

घाव व फोड़े

सूखे अंजीर दूध में पीसकर पुल्टिस बनाकर घाव या फोड़े पर बांधने से लाभ होता है।

पौष्टिकता

एक अंजीर के चार टुकड़े कर लें। इसके साथ एक अखरोट और दो पिस्ते पीस कर एक कप दूध में मिला लें। रात को पानी में डालकर गलाए हुए एक बादाम का छिलका हटा कर, पत्थर पर पानी के साथ घिस कर इसके लेप को भी दूध में मिला लें। सबको मिला कर सुबह को खाली पेट चबाते हुए पी जाएं। यह प्रयोग कम से कम 40 दिन करके लाभ देखें। यह प्रयोग दिमागी ताकत, शारीरिक पुष्टि और यौनशक्ति बढ़ाने के लिए उत्तम है।

भाषा भेद से नाम भेद—

संस्कृत—फल्गु। **हिन्दी**—अंजीर। **मराठी**—अंजीर। **गुजराती**—अंजीर। **बंगला**—अंजीर। **तेलुगु**—शिम्मीअट्टि। **तमिल**—शिम्मीअट्टि। **मलयालम**—शिम्मीअट्टि। **फारसी**—अंजीर। **अंग्रेजी**—Fig **लैटिन**— Ficus carica

□□

अखरोट

परिचय व गुण

ऊंचे पर्वतों पर पाए जाने वाला अखरोट खाने में बहुत रुचिकारक व मधुर होता है। आयुर्वेद के अनुसार यह स्निग्ध, पचने में भारी, कफ व पित्तकारक, वीर्यवर्द्धक तथा दस्त लाने वाला होता है। यह वायुनाशक होने से वातरोगों में, खासतौर पर आमवात में बड़ा लाभदायक होता है।

प्रयोग

- ❑ इसकी गिरी को मोम या मीठे तेल के साथ गलाकर लेप करने से नासूर मिट जाता है।
- ❑ अखरोट की गिरी 5 ग्राम समान भाग में मुनक्का के साथ मिलाकर रोज खाने से शरीर में शक्ति व बल बढ़ता है।
- ❑ चेहरे के लकवे पर इसके लेप की मालिश करके दशमूल या निर्गुण्डी के काढ़े की भाप लेने से लाभ होता है।
- ❑ इसकी ताजी गिरी को पीस कर पीड़ायुक्त स्थान पर लेप करें। बाद में ईंट के चूरे को गर्म करके उसे कपड़े में लपेट कर उस स्थान पर सेंक करें, पीड़ा दूर हो जाएगी।
- ❑ स्तनपान कराने वाली महिला को गेहूं के आटे में अखरोट के पत्तों का चूर्ण बराबर की मात्रा में डालकर गाय के घी में इसकी पूरियां बनाकर एक सप्ताह तक खिलाएं। स्तनों में दूध की मात्रा बढ़ जाएगी।
- ❑ इसके तेल को 20-40 मि.ली. की मात्रा में दूध के साथ प्रातः पीने से दस्त साफ और मुलायम होता है व कब्ज की शिकायत नहीं रहती।
- ❑ इसका तेल 10 मि.ली. और गर्म पानी 50 मि.ली. एकत्र मिलाकर 6-6 घंटे पर पिलाने से कुत्ते का विष शरीर से बाहर निकल जाता है।
- ❑ इसकी गिरी 50 ग्राम, छुहारा 40 ग्राम तथा बिनौले की मींग 10 ग्राम लेकर थोड़े से घी में कूट कर मिश्री मिला कर रखें। इसे 25 ग्राम की मात्रा में रोज खाने से बार-बार मूत्र प्रवृत्ति (प्रमेह) की शिकायत दूर होती है। इस के बाद दूध नहीं पीना चाहिए।
- ❑ अखरोट की गिरी 25 ग्राम की मात्रा में नित्य खाने से मस्तिष्क को बल मिलता है जिससे मानसिक दुर्बलता का नाश होता है। किन्तु पचने में भारी होने के कारण तेज पाचन शक्ति वाला ही इसे खाए।

  शीत ऋतु में इसे खाने का सबसे उत्तम काल है, क्योंकि ठंडे वातावरण से मानव की पाचनशक्ति तेज होती है, जिससे इसके पौष्टिक गुण मानव को प्राप्त होते हैं।

❑❑

काजू

सूखे मेवों में काजू अपना एक अलग महत्वपूर्ण स्थान रखता है। ब्राजील तथा दक्षिण अफ्रीका इसका मूल जन्म-स्थान है। ब्राजील के लोग इसे 'अकाजू' तथा 'एकाजान' के नाम से पुकारते हैं। ब्राजील, दक्षिण अमेरिका, अफ्रीका आदि देशों में काजू बहुतायत मात्रा में मिलता है। भारत में काजू का सर्वाधिक उत्पादन लगभग 76.8% केरल और तमिलनाडु में होता है। इसके अलावा मालाबार, उड़ीसा, महाराष्ट्र और पश्चिम बंगाल में भी काजू का उत्पादन किया जाता है।

परिचय

काजू के वृक्ष की ऊंचाई 30 से 40 फुट तक होती है। वह विभिन्न प्रकार की जलवायु एवं मिट्टी में उगाया जाता है। काजू का वृक्ष 4 वर्ष की आयु में फल देता है। प्रतिवर्ष एक वर्ष से औसतन 12 से 18 किलोग्राम काजू प्राप्त किए जा सकते हैं। काजू फल से बाहर लटका रहता है। काजू फल गिरी से तीन गुना बड़ा तथा लाल-पीले रंग की आभा लिये होता है। काजू की गिरी का आकार गुर्दे की आकृति की भांति होती है। सफेद रंग की गिरी लगभग एक इंच की लंबी होती है।

गुण

काजू की दो किस्में होती हैं—सफेद और श्याम। यह कसैला, मधुर, लघु और कफवर्द्धक है। यह वायु, कफ, गुल्म, उदररोग, ज्वर, कृमि, व्रण, अग्निमांद्य, कोढ़, अर्श और अफारा को मिटाता है। यह वातशामक, भूख बढ़ाने वाला व हृदय केलिए हितकारी है। हृदय की दुर्बलता व स्मरण-शक्ति की कमजोरी के लिए काजू लाभप्रद है।

उपयोग

काजू का सेवन शरीर निर्माण, नाड़ी मंडल एवं पाचन प्रणाली की सक्रियता, खून की कमी, कमजोरी आदि पर नियंत्रण करने में फायदेमंद होता है।

अत्यधिक प्रोटीनयुक्त आहार होने के कारण इसकी तुलना मांस से की जाती है। मगर इसकी सबसे बड़ी विशेषता यह है कि प्रोटीन युक्त होने के बावजूद इसके सेवन से शरीर में यूरिक एसिड नहीं बनता जो कि अन्य पदार्थों से उत्पन्न होकर शरीर को खतरा पैदा कर देता है।

रासायनिक विश्लेषण

काजू पूर्णतया प्रोटीन युक्त फल है। इसमें 29.2% प्रोटीन, 22.3% कार्बोहाइड्रेट, 2.5% क्षार तत्व पाया जाता है। इसकी अपेक्षा इसमें कैल्शियम, फॉस्फोरस, आयरन तथा रेशे की मात्रा कम पायी जाती है। 100 ग्राम काजू में 100 अंतर्राष्ट्रीय यूनिट विटामिन 'ए', नियासीन 201 मिलीग्राम तथा रिबोफ्लेविन 190 माइक्रोग्राम विद्यमान रहता है।

घरेलू इलाज

- ❑ काजू के कच्चे फल का गर्म और तिवर के फल को पानी में रगड़ कर लेप करने से बद की गांठ जल्दी पक कर फूटती है।
- ❑ प्रात: खाली पेट दो-तीन तोला काजू खाकर ऊपर से शहद चाटने से मस्तिष्क की शक्ति व स्मरण-शक्ति बढ़ती है।
- ❑ काजू का तेल मस्से पर लगाने से वह शीघ्र ठीक हो जाता है। पैर की बिवाइयों में भी यह लाभ पहुंचाता है।
- ❑ काले अंगूर के साथ 2-3 तोला काजू खाने से, अजीर्ण या गर्मी के कारण होने वाली कब्जियत दूर होती है।
- ❑ ढेंप के साथ काजू के पके फल काली मिर्च व नमक मिलाकर 3-4 दिन सुबह सेवन करने से मल-विकार मिटता है।
- ❑ काजू के पके फल खाने से आंत में एकत्रित वायु मिटती है।

काजू गर्म होता है, अत: अंगूर (द्राक्ष), शर्करा या शहद आदि के साथ इसका सेवन करना चाहिए। ज्यादा मात्रा में सेवन करने से रक्तस्राव होने की संभावना रहती है। काजू का प्रोटीन शरीर में बहुत जल्दी पच जाता है।

❑❑

चिरौंजी

चिरौंजी एक तो वह होती है जो शक्कर से बनाई जाती है और हलवाई या किराना दुकान पर मिलती है, जिसे चिरौंजी दाना कहते हैं और मन्दिर में प्रसाद चढ़ाने में जिसका प्रयोग किया जाता है और दूसरी वह होती है जो एक वृक्ष के फलों की गुठली को फोड़ कर निकाली जाती है और प्राय: किसमिस के साथ हलवा, लड्डू खीर आदि में डाली जाती है। यहाँ इस दूसरी चिरौंजी के विषय में उपयोगी जानकारी दी जा रही है।

परिचय

इसका वृक्ष 40-50 फीट ऊंचा होता है और सूखे पर्वतीय प्रदेशों में पाया जाता है। हिमाचल, मध्यप्रदेश, दक्षिण भारत, उड़ीसा, छोटा नागपुर में विशेष रूप से पैदा होता है। इसके वृक्ष पर गोल और काले कत्थई रंग का फल लगता है। फल को खाकर गुठली को फोड़ कर मींगी निकालते हैं। यह मींगी ही चिरौंजी कहलाती है। कच्चा फल हरा और पका हुआ कृष्ण वर्ण हो जाता है। इसकी छाल मोटी, खुरदरी और चौकोर निशानों वाली होती है। इसके फल करौंदे के समान नीले बैंगनी रंग के और गोलाकार होते हैं।

गुण

चिरौंजी का पका हुआ फल मधुर, भारी, स्निग्ध, दस्तावर, शीतवीर्य तथा वात-पित्त, जलन, प्यास और ज्वर का शमन करने वाला होता है। इंसकी गुठली फोड़ कर निकाली हुई मींगी मधुर, बल वीर्यवर्द्धक, वात-पित्तशामक, हृदय को प्रिय, स्निग्ध, विष्टम्भी तथा आमवर्द्धक होती है। यह रुग्णावस्था और दुर्बलता में सेवन योग्य है।

उपयोग

इसके फल की गुठली से निकाली गई मींगी (चिरौंजी) और छाल उपयोगी होती है। इसकी मींगी को खाद्य व्यंजन जैसे—हलवा, खीर, लड्डू, पाक आदि तथा मिठाइयों में सूखे मेवे के रूप में डाला जाता है। इस उपयोग को सभी जानते हैं।

रासायनिक विश्लेषण

मींगी में गूदा 21.6%, स्टार्च 12.1% और शर्करा 5% होती है। 51.8% तेल होता है, जिसे चिरौंजी का तेल कहते हैं इसकी छाल में 13.4% टैनिन पाया जाता है।

घरेलू इलाज

- चिरौंजी को सिल पर, गुलाब जल का छींटा मार कर महीन पीस लें और चेहरे पर इसका लेप लगाएं। सूखने लगे तब इसे खूब मसलें। थोड़ी देर बाद धोकर साफ कर लें। चेहरे की त्वचा सुन्दर चिकनी और चमकदार रखने के लिए यह लेप एक सप्ताह प्रतिदिन लगाएं। फिर सप्ताह में दो बार लगाते रहें। चेहरा खिला-खिला रहेगा।
- चिरौंजी और नारंगी के छिलके दूध के साथ पीस कर चेहरे पर लेप करें। सूखने लगे तब खूब मसलें और थोड़ी देर बाद धो डालें। लाभ न होने तक प्रयोग करते रहें।
- गीली खुजली दूर करने के लिए चिरौंजी 100 ग्राम और सुहागा पिसा हुआ, 10 ग्राम गुलाबजल के साथ पीसकर पतला लेप तैयार करें और जहाँ-जहाँ खुजली हो वहाँ पर लेप करें। 3-4 दिन में खुजली ठीक हो जाती है।

भाषा भेद से नाम भेद—

संस्कृत—प्रियाल, चार। **हिन्दी**—चिरौंजी। **मराठी**—चारोली। **गुजराती**—चारोली। **बंगला**—पियाल। **तेलुगु**—सारड, सारूपपु। **कन्नड़**—नुरकल, चारनीज। **तमिल**—काटगरा, करका। **फारसी**—नुकले खाजा। **अंग्रेजी**—The Cuddapah Almond **लैटिन**— Buchanania-Lanzan Spr

तिल

परिचय

तिल की खेती सारे भारत में की जाती है और इसका सर्वाधिक उपयोग खाद्य तेल बनाने में किया जाता है। काला, सफेद और लाल, तीन प्रकार के तिलों में काले तिल सर्वोत्तम और वीर्यवर्द्धक (पौष्टिक) होते हैं इसलिए औषधि में काले तिलों का प्रयोग किया जाता है। सफेद तिल मध्मम गुण वाले और गहरे लाल तिल कम गुण वाले होते हैं।

गुण

यह रस में चरपरे, स्वादिष्ट, स्निग्ध, गरम, कफ, तथा पित्त को नष्ट करने वाले, बलदायक, केशों के लिए हितकारी, स्पर्श में शीतल, त्वचा को हितकारी, स्तनों में दूध बढ़ाने वाले, व्रण (घाव) भरने वाले, दांतों को उत्तम करने वाले, मूत्र कम करने वाले, ग्राही, वातनाशक और अग्नि को प्रदीप्त करने वाले हैं।

उपयोग

शिशिर ऋतु की तीखी ठण्डी हवा शरीर की त्वचा को नुकसान पहुँचाती है। इस शीत लहर के प्रकोप से त्वचा में खुश्की पैदा होती है और त्वचा शीत के प्रकोप से फट जाती हैं। खासकर शरीर के खुले भाग जैसे— चेहरे व हाथों की त्वचा झुलस जाती है। तिल पीसकर शरीर पर उबटन लगा कर मलने से जहां त्वचा का मैल छूटता है वहाँ त्वचा की खुश्की खत्म होकर उसमें चिकनापन आता है और शीत के प्रकोप से रक्षा होती है, इसलिए शिशिर ऋतु में खासकर मकर संक्रान्ति पर्व के दिन तिल का उबटन लगा कर स्नान करने की परम्परा चली आ रही है। तिल के तेल से त्वचा जहां चिकनी और हड्डी के जोड़ लोचदार होते हैं, वहाँ शरीर में कुपित वात एवं पित्त का भी शमन होता है।

घरेलू इलाज

- तिल के लड्डू का प्रयोग बहुमूत्र रोग में बहुत लाभ करता है। तिल के लड्डू बाजार में बने हुए मिलते हैं जो गुड़ या शक्कर मिला कर बनाये जाते हैं। तिलों को कूट कर गुड़ या शक्कर की गजकपट्टी भी बनायी जाती है। बहुमूत्र रोग में गुड़ के साथ बनाये तिल के लड्डू या गजकपट्टी का सेवन मूत्र को कम कर

देता है। जो बच्चे सोते हुए बिस्तर में ही पेशाब कर देते हैं उन्हें डेढ़-दो माह तक प्रतिदिन 10-10 ग्राम के लड्डू बनाकर 1-1 लड्डू सुबह-शाम देना चाहिए।

- बवासीर के रोग का कारण कब्ज ही होता है। इन दोनों रोगों को दूर करने के लिए तले पदार्थ, तेज मिर्च-मसाले, गरम और गरिष्ठ पदार्थों का सेवन बन्द करके दो चम्मच काले तिल पानी के साथ पीस कर थोड़े मक्खन में मिला कर प्रतिदिन सुबह चाट लेना चाहिए। लगातार सेवन करने से बवासीर व कब्ज रोग में आराम हो जाएगा। केवल थोड़े तिल रोजाना खूब चबा-चबा कर खाने से भी लाभ होता है। थोड़े से तिल पीसकर दुगनी दही मिलाकर प्रतिदिन खाने से आराम होता है। लाभ न होने तक सेवन करना चाहिए।

❑❑

बादाम

- दस गिरी बादाम रात को पानी में भिगो दें। सुबह छिलका उतार कर बारीक करके एक तोला मक्खन और मिश्री मिलाकर एक महीने तक खायें। दिमाग की कमजोरी के लिये बहुत बढ़िया दवा है।
- बादाम की गिरी आध पाव, मिश्री कूंजा आध पाव, सौंफ आध पाव, सबको बारीक करके रात को एक तोला एक पाव गर्म दूध के साथ 45 दिन खायें। नजर को तेज करेगा।
- बच्चों व बड़े व्यक्ति के तोतलेपन में बादाम गिरी एक छटांक, चाँदी के वर्क 1 तोला, दालचीनी 1 तोला, लौंग 1 तोला, पिस्ता 1 तोला, शुद्ध शहद-तीन माशा मिलाकर 15 तोला सबको इकट्ठा करके शहद में मिलाकर रखें। 3 माशा की मात्रा में दिन में एक बार दूध के साथ बड़े व्यक्ति को एक महीने तक इस्तेमाल करायें। बच्चों को आधी खुराक दें।

❑❑

गेहूं

गेहूं आम भारतीय परिवारों का मुख्य आहार है। इसको पीसकर इसके आटे से गरमा-गरम चपातियाँ व दूसरे तमाम व्यंजन तो बनाए ही जाते हैं, इसका अपना अलग औषधीय महत्व भी होता है तथा चिकित्सा जगत में इसके औषधीय प्रयोग भी किए जाते हैं।

- ❑ गेहूं शक्तिवर्द्धक होता है। इसके निरन्तर सेवन से शरीर को शक्ति मिलती है। इसके दानों को भिगोकर, उबालकर खाने से शरीर को काफी ऊर्जा मिलती है।
- ❑ गेहूं की पत्तियों का रस अत्यंत लाभप्रद होता है। यह न सिर्फ रक्तशोधन का कार्य करता है, बल्कि स्नायु दुर्बलता को भी दूर करता है। यह शरीर के विषैले तत्वों को बाहर करने में मददगार साबित होता है।
- ❑ शारीरिक रूप से दुर्बल व्यक्ति यदि प्रतिदिन तीन-चार गिलास गेहूं की पत्तियों, का रस पीएं, तो वह शीघ्र हृष्ट-पुष्ट हो सकता है।
- ❑ गेहूं की पत्तियों का रस शहद मिलाकर पीने से भी फायदा करता है। इससे पेट साफ रहता है।
- ❑ गेहूं के अंकुरित दानों को चबाने से मुख की दुर्गन्ध तो दूर होती ही है, दांत और मसूढ़े भी इससे मजबूत होते हैं।
- ❑ गेहूं के आटे का चोकर विशेष रूप से कब्ज आदि की शिकायत में अत्यन्त लाभप्रद सिद्ध होता है। चोकर की रोटी बनवाकर खाने से कब्ज में आराम मिलता है। बवासीर के रोगी के लिए भी चोकर की रोटी फायदेमन्द रहती है। पेचिश आदि की शिकायत में भी चोकर की रोटी फायदा करती है।
- ❑ गेहूं के आटे की पुल्टिश बांधने से फोड़ा-फुन्सी आसानी से फूट जाते हैं और रोगी को पीड़ा का सामना नहीं करना पड़ता है। त्वचा की सफाई व स्नान आदि में भी महिलाएँ गेहूं के आटे का प्रयोग करती हैं। इसे उबटन के रूप में भी इस्तेमाल किया जाता है।
- ❑ जलने पर गेहूं के आटे को गूंध कर जले हुए स्थान पर लगाने से फफोले पड़ने की संभावनाएँ घट जाती हैं, और तीव्र जलन से भी आराम मिलता है।
- ❑ नया पैदा हुआ गेहूं थोड़ा गरम होता है। यह दस्तावर भी होता है। अतः इसे धोकर इस्तेमाल करना चाहिए।
- ❑ गेहूं का सेवन वीर्य व पौरुष में वृद्धि करता है। शारीरिक श्रम करने वालों को इसका सेवन अवश्य करना चाहिए, क्योंकि यह अत्यन्त ऊर्जा प्रदान करता है।

❑❑

मक्का के भुट्टे

यूं तो वर्षा ऋतु शुरू होते ही मक्का के भुट्टे बाजार में सिंकते हुये दिखाई देने लगते हैं पर वर्षा हो जाने के बाद जो भुट्टे आते हैं वे ज्यादा स्वादिष्ट होते हैं। शहर में लोग भुट्टों को सेंक कर ही खाते हैं पर ग्रामीण लोग तो इसके आटे की रोटी भी खाते हैं। मक्का से बने कॉर्न फ्लैक्स बड़े शौक से खाये जाते हैं।

परिचय

इसका मूल उत्पत्ति स्थान दक्षिणी मैक्सिको (मध्य अमेरिका) है। यह उष्ण वातावरण में पैदा होता है। पैदावार की दृष्टि से अमेरिका, ब्राजील, चीन और मैक्सिको के बाद भारत का स्थान है। मक्का को सभी जानते हैं इसलिए इसका विशेष परिचय देना जरूरी नहीं।

गुण

मक्का एक रूखा, पौष्टिक, तृप्तिदायक, वातकारक, कफपित्त शामक, मधुर रस युक्त, विष्टम्भी और रुचिकर अनाज है। इसमें शक्कर होती है जिसमें ग्लूकोज मिलता है। इसमें विटामिन की मात्रा कम और कार्बोहाइड्रेट की मात्रा ज्यादा होती है।

उपयोग

मक्का का सर्वाधिक उपयोग या तो इसके भुट्टों को सेंक कर या इसके दानों को पीसकर विविध व्यंजन बना कर किया जाता है। इसके आटे की रोटी बनाई जाती है। पंजाब में मक्का की रोटी और सरसों का साग बहुत प्रचलित है। मक्का के दानों को उबाल कर या दलिया बनाकर भी खाया जाता है। विटामिन की कमी के कारण मक्के की रोटी का लगातार सेवन करने से एक प्रकार का चर्म रोग हो जाता है, इसलिए इसकी रोटी के साथ पर्याप्त मात्रा में मक्खन या शुद्ध घी खाना अत्यन्त आवश्यक होता है। इससे रुक्ष और वातकारक गुण का शमन हो जाता है। भुट्टे सेंक कर खाते हुए भी इस पर घी व सेंधा नमक लगा कर खाना चाहिए ताकि इसके रुखेपन और वातकारक गुण का शमन हो जाए। भुट्टे खाने के बाद मट्ठा पीने से यह आसानी से हजम हो जाता है। भुट्टे खाने के बाद फिर भोजन नहीं करना चाहिए क्योंकि भुट्टा या भुट्टे

खाना भी आहार करना ही हो जाता है। भुट्टे के दाने खूब अच्छी तरह चबा-चबा कर खाने चाहिएं। भुट्टे में शक्कर भी होती है इसलिए इससे 'ग्लूकोज' बनाया जाता है। उचित और अपनी पाचन शक्ति के अनुकूल मात्रा में सेवन करने पर यह पौष्टिक सिद्ध होता है। कोई पदार्थ स्वादिष्ट और पौष्टिक व बलवर्द्धक भी हो, तो भी इसका मतलब यह नहीं कि उसके सेवन करने में अति की जाए।

भाषा भेद से नाम भेद—

संस्कृत—महाकाय। **हिन्दी**—मक्का, मकई । **मराठी**—मक्का। **बंगला**—भुट्टा, जनार। **तेलुगु**—मक्का, जोन्नालू। **कन्नड़**—मेल्केजोल। **तमिल**—मक्का-चोलम्। **मलयालम**—चोलम्। **उर्दू**—मकई। **अंग्रेजी**—Maize, Indian Corn **लैटिन**— Zee Mays

❑❑

चमेली

त्वचा के कतिपय रोगों में सफलतापूर्वक प्रयुक्त की जाने वाली औषधियों में चमेली, एक महत्वपूर्ण औषधि है। चिकित्सा के रूप में चमेली से बने मलहम और तेल का प्रयोग अधिकतर किया जाता है। इसके फूल, पत्ते एवं जड़ में अनेक औषधीय गुण समाए हुए हैं।

तेल के रूप में समस्त भारत में पाई जाने वाली इस सुपरिचित वनस्पति की खुशबू बड़ी मादक और मन को प्रसन्नता देने वाली होती है।

चमेली समस्त भारत, विशेषकर उत्तर प्रदेश के जौनपुर, गाजीपुर और फरुखाबाद में बड़ी तादाद में उगाई जाती है। यह हर प्रान्त में अलग-अलग नामों से जानी जाती है।

गुण तथा उपयोग

चमेली स्वाद में कड़वी तथा कसैली होती है। पचने में हल्की, उष्ण दोषनाशक तथा सिर, आंख, मुख व दांतों के रोगों को और विष, वायु, कुष्ठ व रक्तविकार को नष्ट करती है।

इसके फूल कई रोगों पर प्रभावकारक सिद्ध हुए हैं। इसके पत्ते मुख के रोगों का नाश करते हैं। दांतों को मजबूत बनाते हैं तथा कफ, पित्त, मुँह के छाले, घाव और कुष्ठ को दूर करते हैं, चमेली की कली और फूल वात, नेत्ररोग का नाश करने वाली है। इसके फूल से तेल और इत्र बनाते हैं।

घरेलू इलाज

- चमेली के फूलों को पीस कर त्वचा के रोगों में लेप करने से खुजली कम होती है।
- मुँह में छाले पड़ जाने पर और दाँतों में पीड़ा होने पर चमेली की पत्तियाँ चबाने से आराम मिलता है।
- कान से पीव आता हो तो चमेली के पत्तों का तेल कान में डालने से ठीक हो जाता है।
- इसके फूलों का लेप आँखों पर करने से आँखों के रोग नष्ट होते हैं।
- चमेली के फूलों का लेप या चमेली के तेल से मालिश करने पर सिर दर्द दूर हो जाता है।
- इसके जड़ का लेप या तेल पक्षाघात, अर्दित, वातविकार आदि रोगों पर मालिश के तौर पर करने से लाभ होता है।
- मूत्र कम आना तथा मासिक रज:स्राव की कमी में चमेली के पत्ते और फूलों का लेप पेड़ू में लगाने से मूत्र व मासिक विकार दूर होते हैं।

इनके फूलों से बने जात्यादि तेल व जात्यादि मलहम जो आयुर्वेद की पद्धति से बनाए जाते हैं, मार्किट में उपलब्ध हैं।

गुलाब

फूल देखने में जितने सुन्दर होते हैं, उससे कहीं अधिक उसमें औषधीय गुण छिपे होते हैं। वास्तव में सृष्टि के सभी पेड़-पौधे, छोटी-बड़ी वनस्पतियाँ मनुष्य के लिए औषधि का काम करते हैं।

गुलाब, जिसे फूलों का राजा कहा जाता है, की कई किस्में पायी जाती हैं, ये छोटे-बड़े विभिन्न रंग के गुलाब कई औषधीय गुणों से युक्त होते हैं।

गुलाब शीतल, हल्का, कुछ कड़वा-कसैला, त्वचा के वर्ण को निखारनेवाला, मलनिस्सारक और वीर्य बढ़ाने वाला है। यह वायु और पित्त को शान्त करने वाला होता है।

उपयोग

गुलाब पाचन विकृतियों पर एक उत्तम औषधि का काम करता है, बड़ी मात्रा में खाने पर हल्का रेचक है, जिससे यह कब्ज को सुधारता है। कब्ज की समस्या दूर होने पर मनुष्य को खुल कर भूख लगती है और उसकी पाचन क्षमता बढ़ती है। हृदय के लिए भी यह हितकर है और खून को साफ करता है, खून के बहाव को रोकने में भी यह कारगर होता है। यह पौष्टिक है और इसके सेवन से शरीर में रस, रक्तादि धातुओं में वृद्धि होती है। मुखपाक या रक्त की अन्य विकृतियों में भी यह लाभदायक है। पित्त के प्रकोप को शान्त करता है, अतः पित्त से उत्पन्न बुखार, दस्तावर आदि विकारों में भी उपयोगी होता है।

गुलाब में विटामिन 'सी' भरपूर मात्रा में पाया जाता है। पेट की बीमारियों में गुलाब का गुलकन्द बहुत लाभप्रद है। ताजे गुलाब के फूलों में मिश्री मिलाकर व मथ कर किसी चीनी-मिट्टी के बर्तन में एक महीने रखें, धूप दिखाते रहें। इससे अति स्वादिष्ट गुलकन्द तैयार हो जाएगा। यह बच्चों, वृद्ध एवं कमजोर सभी के लिए फायदेमन्द है।

घरेलू इलाज

- ❑ गुलाब के फूल खाने से शरीर के जोड़ों व हड्डियों में शक्ति व लचक बनी रहती है, जिससे बुढ़ापे में कष्ट नहीं होता।
- ❑ गुलकन्द 1-1 चम्मच 2 बार खाने से मसूढ़े और दांत मजबूत होते हैं। मुँह की दुर्गन्ध, दाँतों से निकलने वाली बदबू और मुँह के छाले भी मिट जाते हैं।

- गुलाब द्वारा बना गुलाब जल आँखों में डालने से जलन, लाली व सूजन दूर होती है तथा आँखें स्वस्थ रहती हैं।
- गुलाब के फूलों का चूर्ण कपड़े में बांध कर पोटली योनि मार्ग में रखने से महिलाओं को होने वाले सफ़ेद प्रदर (ल्यूकोरिया) में विशेष लाभ होता है।
- गुलाब की ताजी पंखुड़ियों को पीसकर जरा-सी ग्लिसरीन मिला कर होठों पर लगाने से सूखे पपड़ी वाले होंठ नर्म व चिकने हो जाते हैं। साथ ही उनकी रंगत भी सुर्ख हो जाती है।
- गुलाब का सूखा चूर्ण चेचक वाले रोगी के बिस्तर में डाल देने से दानों के जख्म शीघ्र समाप्त हो जाते हैं।
- स्वस्थ व सुन्दर बनने के लिए गुलाब के फूलों का अत्यधिक प्रयोग करना चाहिए, स्नान के जल में गुलाब की पंखुड़ियों को डाल कर रखें, फिर उसी जल से स्नान करने से त्वचा सुगंधित व निरोगी होती है।

❑❑

नीम

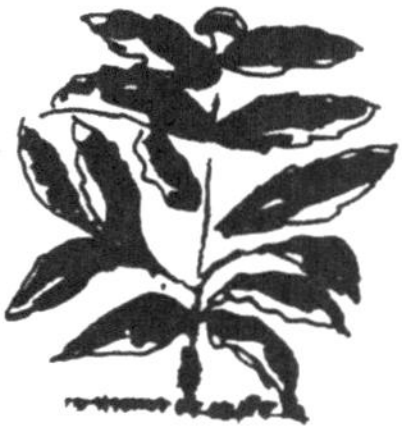

यह समुद्र सतह से 6000 फीट की ऊंचाई पर होता है अर्थात् किसी भी मिट्टी एवं जलवायु में अच्छी तरह से पल्लवित और पुष्पित हो सकता है। नीम की पत्तियों तथा कोपलों में पोषक तत्व तथा प्रोटीन, कैल्शियम, विटामिन 'ए' पाया जाता है। इसके उपयोग से न सिर्फ हमारा स्वास्थ्य ठीक रहता है बल्कि पर्यावरण भी शुद्ध रहता है।

नीम के पत्ते-नेत्र को हितकर, कृमि, पित्त, विष के नाशक, वातकारक, पचने पर कड़वे तथा सभी प्रकार की अरुचि और कुष्ठ को दूर करने वाले होते हैं। नीम में अनेक औषधीय चमत्कारी गुण विद्यमान हैं। नीम को घर का वैद्य कहा जाए तो कोई अतिशयोक्ति नहीं होगी। अमेरिकी वैज्ञानिकों का भी कहना है कि नीम 250 से अधिक प्रकार के कीटाणुओं को मार सकता है। नीम में ढेर सारे औषधीय गुण हैं, इसका उपयोग करके हम सब अनेक बीमारियों से बच सकते हैं।

घरेलू इलाज

- शरीर पर फोड़े-फुंसी का अधिक निकलना यह सिद्ध करता है कि हमारा रक्त दूषित हो चुका है। इस स्थिति में प्रकृति प्रदत्त नीम की पत्तियों का रस खाली पेट 15 से 20 दिनों तक नियमित रूप से सेवन करें। रक्त पूर्णत: विकार रहित हो जाएगा और फोड़े-फुन्सी भी निकलना बन्द हो जाएंगे।
- बच्चों के पेट में प्राय: छोटे-छोटे कीड़े हो जाते हैं जिससे बच्चे का स्वास्थ्य दिन-प्रतिदिन गिरने लगता है। उनसे बचाव के लिए नीम के पत्तों का चूर्ण 10 से 15 दिनों तक बच्चों को खिलाएं। इससे पेट के कीड़े धीरे-धीरे मर जाएंगे।
- यदि कान में दर्द हो या कान बहता हो तो नीम का तेल दो-दो बूंद रोजाना तीन-चार दिनों तक तीन बार कान में डालें। दर्द तो शीघ्र मिट जाएगा और कान का बहना भी बन्द हो जाएगा।
- नीम की नरम पत्तियों को तोड़ कर उसका काढ़ा (पानी में खूब औटाने से काढ़ा तैयार होता है) बना लें। उसके बाद रुई या साफ कपड़े युक्त

गर्म काढ़े में भगोकर दर्द वाले स्थान पर सेंक करें। जोड़ों के दर्द में शीघ्र आराम मिलेगा।

- नीम की पत्तियों को पीस कर उसको कपड़े से छान कर रस निकालें व उसका दिन में तीन बार चार दिनों तक प्रयोग करें। बुखार उतर जाएगा।
- नीम के फलों को पानी में पीस कर पेड़ू पर रखने से हैजा में पेशाब शीघ्र उतरता है।
- नीम की पत्तियों को पानी में अच्छी तरह से औटा कर गाढ़ा कर लें। अब गाढ़े पानी (हल्का गुनगुना होना चाहिए) से घाव को अच्छी तरह से दिन में तीन-चार बार पाँच-छह दिनों तक रोजाना धोएं। इससे घाव के कीटाणु तो मर ही जाएंगे, साथ ही घाव से निकलने वाला मवाद भी बंद हो जाएगा और घाव शीघ्र ही भर जाएगा।
- पेट के विकारों के कारण खुल कर भूख नहीं लगती, तब नीम के फल (निम्बोली) का नियमित सेवन करें। इससे पेट के सभी विकार दूर हो जाएंगे एवं खुलकर भूख भी लगने लगेगी।
- नीम की कोमल टहनी से रोजाना दातुन करने से दांतों के अंदर पाए जाने वाले सभी कीटाणु मर जाते हैं, इतना ही नहीं बल्कि दाद, दिनाय, खुजली, फोड़े-फुंसी या घमौरी से आप परेशान हैं तो नीम के पत्तों को पानी में डाल कर उन्हें अच्छी तरह उबाल लें। जब हल्का गर्म हो जाएं, तब उस पानी से स्नान करें, ऐसा सात से पन्द्रह दिनों तक नियमित करें।

गूलर

संपूर्ण भारत में हर प्रदेश में उत्पन्न होने वाला गूलर, जिससे हम सभी काफी परिचित हैं, अपनी अनेक उपयोगिताओं के कारण ही इसे हमारे देश में पवित्र माना जाता है। महाराष्ट्र का भगवान दत्तात्रेय का नाम गूलर के साथ जुड़ गया है। उनका इस वृक्ष में निवास होने के कारण इस वृक्ष को काटना अनुचित माना जाता है एवं यज्ञ के अलावा इसकी लकड़ी को जलाया नहीं जाता।

परिचय

इस वृक्ष की आयु लम्बी होती है। इसकी ऊंचाई 30 से 50 फीट तक होती है। इसके छाल का रंग लाल व कुछ धूसर, पत्ते भाले के सदृश नोक वाले और फल 1 से 2 इंच व्यास के, गोल व शाखाओं पर बड़े गुच्छों में उत्पन्न होते हैं, कच्चे फल हरे होते हैं जो पकने पर लाल हो जाते हैं। फल मार्च से जून तक लगते हैं। गूलर के पास कुआं खोदने पर अधिक जल प्राप्त होता है।

गुण तथा उपयोग

चिकित्सा में गूलर की छाल, पत्ते, जड़ तथा तरल दूध का उपयोग किया जाता है। यह स्वाद में कसैला और गुणों में शीतल व रूखापन लिए हुए होता है। शरीर के कफ व पित्त दोषों को यह संतुलित रखता है। सूजन मिटाने वाला, पीड़ा शान्त करने वाला, पचने में भारी अत: पेट की अग्नि को बुझाने वाला तथा दाह शान्त करने वाला होता है। आग की चपेट से जली त्वचा पर इसकी छाल का लेप करने से जलन कम होती है। तेज बुखार वाले मरीजों की त्वचा पर भी इसका लेप किया जाता है। यह खून के बहाव को रोकता है, अत: इसी छाल के काढ़े का अधिक मात्रा में प्रयोग करने से स्त्रियों में मासिक रज:स्राव के समय खून के अत्यधिक बहाव पर रोक लगाता है। खूनी बवासीर में पत्तों का रस पीने से लाभ होता है। हड्डी टूटने पर भी इसका रस पीने से लाभ होता है। इसका रस पीने से त्वचा का वर्ण भी निखरता है।

गूलर का कच्चा फल कसैला व दाहनाशक होता है। पका फल मीठा, शीतल, रुचिकारक, पित्तशामक, श्रमहर, दाह-तृष्णानाशक, कब्ज को मिटानेवाला व पौष्टिक होता है।

गूलर का दूध भी शरीर से बाहर निकलने वाले विभिन्न स्रावों को रोकता है, जैसे कि— रक्त, मल, मूत्र आदि। इसके फल के सेवन से पुरुष का वीर्य व बल बढ़ता है तथा मन प्रसन्न होता है। फोड़े-फुंसियों पर दूध लगाने से वे तुरन्त पक जाती हैं।

इसकी जड़ का रस शरीर की जलन शान्त करने वाला, रक्तस्राव को रोकने वाला एवं अधिक मात्रा में पीने से तपेदिक व मधुमेह में भी बहुत ही लाभदायक होता है।

घरेलू इलाज

- नाक से रक्तस्राव होने पर गूलर के पके फल का रस 2 तोला (24 मि.ली.) की मात्रा में गुड़ या शहद के साथ पीएं।
- रज:प्रवृत्ति के दौरान भी अधिक रक्तस्राव की स्थिति में फल का रस इसी मात्रा में शहद मिला कर पीएं।
- ग्रीष्म ऋतु की गर्मी या अन्य जलन पैदा करने वाले विकारों में एवं चेचक जैसे विकारों में फोड़े आने पर पके फलों को पीसकर उसमें शक्कर मिलाकर बनाया गया शर्बत पीएं।
- मधुमेह में गूलर के कोमल पत्तों का रस 20 मि.ली. शहद मिलाकर दिन में 2-3 बार पीने से पेशाब की अधिक मात्रा में बार-बार पेशाब होने की प्रवृत्ति कम होती है। साथ ही मूत्र में शर्करा का प्रमाण भी कम होता है।
- इसकी छाल का काढ़ा बनाकर उससे योनि को धोने (douche) से योनि के रोगों में बहुत ही फायदा होता है। इस विधि को आयुर्वेद में 'उत्तरबस्ति' कहा जाता है जो अच्छे व अनुभवी वैद्य के हाथों से ही देनी चाहिए।
- मुँह में छाले पड़ना, मसूढ़ों से खून आना, दांतों का हिलना आदि विकारों में इसकी छाल या पत्तों का काढ़ा बनाकर इसे मुँह में धारण करें। 15 दिन तक यह प्रयोग करने से लाभ होता है।
- हाथ-पाँव की चमड़ी फटने से होने वाली पीड़ा कम करने के लिए गूलर के दूध का लेप करना लाभप्रद सिद्ध हुआ है।
- आँखें लाल होना, पानी आना, आँखों में जलन आदि लक्षण पैदा होने पर गूलर के पत्तों का काढ़ा बनाकर साफ कपड़े से अच्छी तरह छान लें व उसे ठंडा होने दें। आँखों में इसकी 2-2 बूंदें दिन में 4-5 बार टपकाने से आँखों की रोशनी तेज होती हैं।

❑❑

सोयाबीन

प्रोटीन शरीर के सर्वांगीण विकास के लिए बहुत आवश्यक है। प्राय: हमारे भोजन में इसकी कमी बनी रहती है, जिन खाद्य पदार्थों से हम प्रोटीन प्राप्त कर सकते हैं, वह इस समय कम आय वाले वर्ग से लगातार दूर होते चले जा रहे हैं। प्रोटीन की कमी से बच्चों, विशेषकर गर्भवती और दूध पिलानेवाली माताओं में अनेक विकार और रोग हो जाते हैं। सोयाबीन, प्रोटीन की इस कमी को दूर करने का एक सस्ता तथा सशक्त साधन है। सोयाबीन में लगभग 42% प्रोटीन, 20% वसा, 30% कार्बोहाइड्रेट और प्रचुर मात्रा में कैल्शियम, लोहा और विटामिन पाये जाते हैं।

नीचे दी गयी तालिका में सायोबीन के प्रोटीन की अन्य खाद्य पदार्थों से तुलना की गई है:—

सूखी मटर — 10.06 प्रतिशत
उड़द दाल — 26.08 प्रतिशत
अरहर दाल — 22.06 प्रतिशत
मूंग दाल — 24.00 प्रतिशत
मूंगफली — 28.00 प्रतिशत
अंडा — 13.06 प्रतिशत
मछली — 16.06 प्रतिशत
दूध — 3.05 प्रतिशत
सोयाबीन — 42.00 प्रतिशत

उपरोक्त तालिका बताती है कि सोयाबीन में प्रोटीन, प्रतिशत की दृष्टि से सबसे अधिक है, साथ ही उपरोक्त अन्य खाद्य पदार्थों की तुलना में इसका मूल्य भी कम है। सही रूप में यह एक पूर्ण आहार है। प्रोटीन की कमी को दूर करने की दृष्टि से सोयाबीन का उपयोग दैनिक भोजन में प्रचुरता से करना चाहिए।

उपयोग करने की विधि

सोयाबीन में रहने वाला 'ट्रिपसिन' तत्व खाने से पहले निकाल देना बहुत जरूरी है, क्योंकि यह तत्व प्रोटीन को हजम होने से रोकता है।

विधि

सोयाबीन को साफ करके पानी में भिगो दें, 8-10 घंटे बाद हाथ से रगड़ कर छिलका निकाल दें। साफ पानी से धोकर 10-15 मिनट उबालें, फिर धूप में अच्छी तरह सुखाकर रख लें। इसे पिसा कर आटा तैयार करें।

इस प्रकार उपचरित सोयाबीन से अनेक मीठे व नमकीन व्यंजन बन सकते हैं, जो कि सस्ते व स्वास्थ्यवर्द्धक होते हैं।

सोयाबीन की बर्फी

सामग्री

200 ग्राम सोया आटा, 50 ग्राम बेसन, 500 ग्राम चीनी, 200 ग्राम घी, 5-6 बूंद नींबू का रस, एक दो बूंद केवड़ा जल, चार-पाँच छोटी इलायची के दाने।

विधि

बेसन को पहले दो-तीन छोटे चम्मच घी में हल्का भून लें, फिर बाकी आटे को मिला कर घी में धीमी आंच पर भून लें। चीनीं की ढाई तार की चाशनी बनाएं, चीनी की चाशनी बनाते समय चार-पाँच बूंदें नींबू का रस डाल दें, इससे चीनी के दाने दोबारा जमने नहीं पाएंगे। चाशनी आटे में मिलाकर थोड़ी देर और पकायें। फिर चिकनाई लगी तश्तरी में निकाल लें। केवड़े की बूंदें छिड़क दें। इलायची के दाने बुरक दें। ठण्डा होने पर काट कर रख लें।

सोयाबीन दही

सामग्री

एक कटोरी भिगोया हुआ सोयाबीन, 3 कटोरी उबला पानी, ½ चम्मच बेकिंग पाउडर, चीनी इच्छानुसार, 2 चाय का चम्मच चूने का पानी।

विधि

सोयाबीन हल्का भून लें, ठंडा होने पर पानी में भिगो दें। 9 घंटे फूलने के बाद पिसी हुई पिट्ठी को उबले पानी में मिला दें व धीमी आंच पर उबालें। ठंडा होने पर चीनी, बेकिंग पॉउडर या सोडा व चूने का पानी भी मिला दें। सामग्री के उबलते समय थोड़ी पिसी हुई इलायची भी मिला दें। उपरोक्त विधि से बने हुए एक लीटर कुनकुने दूध को दो-दो चाय के चम्मच की मात्रा में दही से जमा दें।

❑❑❑